Über dieses Buch

Unter dem Pseudonym Caroline Muhr beschreibt die Ich-Erzählerin in Tagebuch-Aufzeichnungen die Geschichte einer Krankheit. Es sind authentische Aufzeichnungen, die in erschreckender Weise aus der Sicht des Patienten die Ohnmacht und Unkenntnis der modernen Psychiatrie widerspiegeln. Die Erzähler-Patientin schildert in dichten Bildern die Hölle ihrer tausend Ängste und Apathien, die Unfähigkeit überlasteter Ärzte, die psychischen Ursachen der Krankheit zurückzuverfolgen, die Erfahrungen in verschiedenen Kliniken und Sanatorien mit nutzloser Kneipp-Behandlung oder Medikamentenstößen und Elektroschocks, die Schrecken der geschlossenen Abteilung und die Berührung mit anderen verzweifelten Patienten, die längst aufgegeben und sich in eine irreale Traumwelt gerettet haben. Caroline Muhr gelingt es, sich aus der Rolle des unterworfenen Patienten und aus ihren Ängsten zu befreien. Sie wird gesund, aber der Zweifel am Nur-Vorläufigen bleibt, denn die Umwelt, in die sie zurückkehrt, hat sich nicht verändert.

Diese Tagebuchaufzeichnungen, mit der letzten Kraft einer Verzweifelten geschrieben, um zu fühlen, noch »ein Mensch« zu sein, sind ein erschütterndes Zeugnis menschlicher und ärztlicher Unzulänglichkeit und ein Stück Literatur zugleich.

Die Autorin

Caroline Muhr (Pseudonym), Dr. phil., lebte als freie Schriftstellerin in Bonn-Bad Godesberg, sie starb am 13. 1. 1978. 1974 erschien ihr Roman ›Freundinnen‹, 1978 der Roman ›Huberts Reise‹. Engagiert in der Frauenbewegung, schrieb sie feministische Lyrik und Liedertexte, u. a. für die Schallplatte ›Die Bonner Blaustrümpfe singen Protest- und Spottlieder‹ (1977).

Caroline Muhr

Depressionen

Tagebuch einer Krankheit

Fischer Taschenbuch Verlag

Fischer Taschenbuch Verlag
1.–15. Tausend Juni 1978
16.–25. Tausend November 1978
26.–35. Tausend August 1979
36.–42. Tausend Dezember 1980
Ungekürzte Ausgabe
Umschlagentwurf: Jan Buchholz / Reni Hinsch
Fischer Taschenbuch Verlag GmbH, Frankfurt am Main
Lizenzausgabe mit freundlicher Genehmigung des
Verlages Kiepenheuer & Witsch, Köln

Gesamtherstellung: Hanseatische Druckanstalt GmbH, Hamburg
Printed in Germany
680-ISBN-3-596-22035-1

I

Dezember 1963

Mit einer Nichtigkeit fing es an. Ich hatte in einer eiligen Sonderausgabe unseres Informationsblattes das Wort ›nicht‹ im letzten Satz der Rede John F. Kennedys ausgelassen, der Rede, die er nicht mehr halten konnte, weil er tot war. Zwölftausend bibelfeste oder logisch denkende Menschen, Empfänger unseres Blättchens, würden, so glaubte ich, voller Erstaunen lesen: »Wo der Herr die Stadt behütet, so wachet der Wächter umsonst.«

Es stellte sich dann heraus, daß niemand staunte, jedenfalls beschwerte sich niemand, während sonst Beschwerden über irgendwelche Fehler nichts Ungewohntes sind. Aber von dem Augenblick an, da ich unmittelbar nach dem Versand den Fehler fand, dicht neben Kennedys Bild in der feierlichen Umrandung der Trauer, hatte ich keine Ruhe mehr. Das kleine fehlende Wort der Negation blähte sich auf. Seit vier Wochen frißt es an meinem Selbstbewußtsein und nimmt mir ab vier Uhr morgens den Schlaf.

Diese Morgenstunden, in denen das bleiche Licht der Neonlaternen sich mit den grauen Dämmerungen des Himmels zu mischen und die Ränder der Vorhänge zu säumen beginnt, habe ich vorher nicht gekannt, weil ich schlief. Sie sind etwas Neues in meinem Leben, etwas Heimtückisches wie eine schleichende Krankheit. Ich muß alles daransetzen, sie aus meinem Leben wieder herauszubringen. Sie machen die Gegenstände in meinem Zimmer zu Kulissen. Ein Spiel wird mit mir gespielt, von dem ich weder den Titel noch den Inhalt weiß. Der Feininger gegenüber meinem Bett ist nicht mehr ein friedliches Dorf mit Kirchturm im sanften Morgenlicht: Aus einer Ansammlung kreuz und quer stehender Würfel sticht ein blauer, bösartig gezackter Dolch in schwefelgelbe Luftquadrate. Der Dolch ist nicht so schlimm, auch nicht die Luftquadrate, aber die Würfel sind von einer stumpfbraunen Schwere, die von Morgen zu Morgen unerträglicher wird. Sie ziehen das Bild nach unten, ich bilde mir ein, es müsse langsam nach unten fallen, weil der Nagel es nicht mehr halten kann: langsam, zeitlupenhaft, aber durch nichts aufzuhalten. Wenn ich aufstehe, ist der Spuk vorbei. Aber ich werde das Bild von der Wand nehmen müssen, an der es seit vielen Jahren gehangen hat.

Dezember 1963

Auch Andrews Brief versetzt mich in Erstaunen, das heißt nicht eigentlich der Brief, sondern meine Reaktion darauf. Er schreibt, daß er im Sommer nach Deutschland zurückkommen wird.

Ein mörderischer Abschied vor fünf Jahren, ein wie man so sagt ›vorweggenommener Tod‹, fünf Jahre, die ich mit meinem Körper hier in Europa, mit meinen Gedanken aber vorwiegend jenseits des Atlantik verbrachte. Und ich empfinde nichts. Nichts, außer ein wenig Unbehagen. Habe ich Angst, Heinz von neuem zu hintergehen? Heinz, der von nichts etwas weiß?

Damals nach der Trennung habe ich mir eine tödliche Lungenentzündung gewünscht oder einen ebenso tödlichen Verkehrsunfall. Ich war ganz besessen von dem Gedanken daran. Aber natürlich spielen sich derartig praktische Lösungen und Erlösungen nur in Geschichten ab, die mit der Wirklichkeit nichts zu tun haben. Da sie sich bei mir nicht einstellten, legte ich mir das zu, was die Ärzte Vegetative Dystonie nennen: Herzrasen, Magenverstimmungen, Kopfschmerzen, Unruhe und andere die Lebensfreude untergrabende Erscheinungen. Aber gab es nicht immer lange Ruhepausen und das Gefühl, letzten Endes die Disfunktionen unter Kontrolle halten zu können?

Jede Aussicht, Andrew wiederzusehen, hätte mich noch im letzten Sommer fast um den Verstand gebracht. Meine Gleichgültigkeit ist mir selber nicht faßbar. Hängt sie mit den Morgenstunden zusammen?

Dezember 1963

Nach einem Arbeitstag, der mir vorkam, als hätten sich seine Stunden in eine nicht mehr auszuhaltende Länge zerdehnt, habe ich heute abend im Dunkeln Bach gehört: Präludien und Fugen aus dem Wohltemperierten Klavier, die Cembalokonzerte in d-moll und d-dur, die Violinkonzerte in e-dur und a-moll. Diese Musik ist ohne Zärtlichkeit und ohne Pathos, sie bezaubert durch reine Nüchternheit. Als mathematisch durchsichtiges Gebilde ist sie dem Empfänglichen doch zugleich viel mehr als dies. Sie nimmt ihn in ein Spiel auf, das den Schmerz verwandelt, die Wirrnisse klärt und die Vergänglichkeit besiegt. Sie macht es möglich, sich ein Lächeln Gottes vorzustellen, das die Schrecken der Erde in sich aufhebt.

Aber welcher Gott lächelt schon? Kein Gott, an den ich glauben könnte. Wenn ich mir einen Gott über dieser Erde vorstelle, dann grinst er höchstens schwach, als wäre er verlegen.

Dezember 1963

Nichts, kein Librium, kein Omca und kein Schlafmittel bewahrt mich vor dem Erwachen um vier Uhr morgens. Ich zergrübele das von mir verschandelte Bibelzitat und denke an Kennedy, der in seinem Grab in Arlington vermodert. Zwölftausendmal wollte er etwas sagen, was er in Wirklichkeit gar nicht sagen wollte. Zwölftausendmal, schwarz auf weiß, hat der Wächter umsonst gewacht, obwohl der Herr die Stadt behütet. Aus der schwarzen Umrandung sehen mich seine Augen an, von denen das eine etwas nach außen steht. Ein toter Präsident und ich. Ich habe meinen Sinn für Maß und Proportionen verloren.

Die anderen begreifen mich nicht mehr, weil ich doch sonst immer so gelassen und vernünftig war. Heinz lacht über meinen Spleen, weniger gefällt es ihm, daß ich oft ab vier Uhr in der Wohnung herumgeistere. Frau Dahn versucht, wortreich und kollegial meinen absonderlich aufgeblähten Skrupel in einen erwartungsvollen Spaß zu verwandeln: Ob es wohl doch noch jemand merkt? Wollen wir um zehn Mark wetten?

Es nutzt alles nichts. Morgens um vier bin ich mit meinem lächerlichen Versagen konfrontiert, und bis ich um sieben Uhr aufstehen muß, bin ich gerädert, fühle mich unfähig, die Pflichten des neuen Tages auf mich zu nehmen.

Januar 1964

Fünf Jahre lang habe ich Andrews Briefe und Fotografien aufbewahrt. Gestern habe ich alles auf einmal verbrannt. Stumpf und gleichgültig habe ich zugesehen, wie die Flammen sich um die Papiere legten, sie mit gefräßigen Trauerrändern versahen. Schrift- und Gesichtszüge zerfielen für immer. Die Asche bildete hauchdünne Lagen schwärzlicher Seide, ehe ich sie mit einem Kochlöffel zerstäubte.

Januar 1964

Am Sonntagnachmittag saßen wir alle zusammen: Heinz, Mutter, Richard, Inge und ich. Die Kinder waren nebenan. Man hatte es für richtig gehalten, sie von dieser Unterhaltung auszuschließen. Die Tante funktionierte nicht mehr. Sie hatte keine Schokolade mitgebracht und machte keine Späße mehr. Traurige Tanten sind nichts für Kinder. Sie sind noch abnormer als traurige Mütter oder Väter.

Mutter sagte: »Du mußt dich zusammennehmen. Mit ein bißchen gutem Willen kommt man über solche Lappalien hinweg.«

Richard sagte: »Jeder ist mal verstimmt. Man darf sich nur nicht so gehenlassen.«
Sie sagten es mit lauten, festen Stimmen, etwas empört, zugleich aber auch erschrocken. Und ich war ganz sicher, daß das Zusammennehmen von nun an nicht mehr ging. Aber ich hatte nicht einmal die Kraft, das in ihre auf einmal ganz fremd gewordenen Gesichter hineinzusagen.

Januar 1964

Mein Leben zerfällt in Minuten. Jede Minute erdrückt mich, aber nicht ganz, nur so sehr, daß ich die nächste Minute fürchte, die den Druck verstärken wird. Es gibt nur noch die Kontinuität einer schleichenden Angst. Was wird aus mir?

Januar 1964

Wäre Frau Dahn ein Mann, dann hätte sie es bei ihrer Intelligenz und Energie wahrscheinlich zum Direktor oder Abteilungsleiter oder besser noch zum Feuilletonredakteur einer bedeutenden Zeitung gebracht. Ihr Leben verliefe einfacher. So jedoch bringt das Zusammenspiel von überfliegender Intelligenz, von musischer Begabung mit den physiologisch bedingten Phänomenen ihres nun einmal weiblichen Körpers seltsame Existenzformen hervor: Hypersensibilitäten, die sie unter dem einförmigen Husten eines alten Mannes im Park unter ihrem Bürofenster stundenlang leiden lassen, Wetterfühligkeiten, die sie bei einem Tief in lähmende Schwere tauchen, Gereiztheiten, die ihre fast übermenschliche Höflichkeit zu Ausbrüchen ins Gegenteil verführen, periodische Gebrochenheiten, die sie ausdruckslos aus dem Fenster starren lassen, als gelte es, die Gelegenheit wahrzunehmen, Risse, Sprünge und Trümmer am eigenen Ich zu betrachten, Hingabe an Atmosphären, die sie mit feuchtwarmem Regen, mit nassen Gräsern und triefenden Bäumen eins werden lassen.
Man sollte meinen, ein solcher Mensch könne sich besser als jeder andere in meinen abnormen Zustand hineindenken. Aber heute morgen, als ich wieder einmal dumpf auf das Zifferblatt meiner Uhr starrte, sagte sie:
»So etwas darf man nicht hochkommen lassen. Jedem Menschen sind Willenskraft und Selbstdisziplin gegeben; er ist verpflichtet, sie anzuwenden, der anderen Menschen wegen, die mit ihm leben, die ihn lieben und sich auf ihn verlassen.« In diesem Augenblick fühlte ich mich nicht mehr wie ein Mensch, sondern wie ein Tier,

dem keine Sprache mehr, nicht einmal Winseln oder Bellen verliehen ist.
Willenskraft und Selbstdisziplin. Was ist das? Worte, deren Sinn ich schon nicht mehr begreife. Sie sind auf mich nicht mehr anzuwenden. Ich habe den Bereich verlassen, in dem sie anwendbar sind.

Februar 1964

Nicht nur Willenskraft und Selbstdisziplin, auch andere Worte haben ihren Sinn für mich verloren. Eigentlich alle Worte, die das im Menschen bezeichnen, was ihn zum Menschen macht: Liebe, Einsicht, Vernunft, Tapferkeit, Freiheit.
An manchen Tagen gehe ich nicht mehr ins Büro. Ich liege im abgedunkelten Zimmer in einer Ecke und versuche, apathisch zu sein. Aber auch das ist nicht möglich. Goethes ›freundliche Gewohnheit des Daseins‹ kommt mir in den Sinn. Davon ist nichts mehr zu verspüren. Sie hat sich in eine lästige, qualvolle Ungewohnheit verwandelt.

Februar 1964

Heute abend habe ich mich noch einmal der Musik gestellt. Es war eine eindeutige Niederlage. Ich habe erfahren müssen, daß auch von Johann Sebastian Bach keine Rettung mehr kommt. Zehn Stahlfinger schienen mechanisch auf einem Cembalo herumzuhacken. Ab und zu liefen zwei entartete Klingeln hintereinander her, holten sich ein, schrillten zusammen, liefen auseinander, um sich an der Wohnungstür wieder einzuholen. Was ich für spielerische Grazie gehalten hatte, stellte sich nun als die gewissenhafte Präzision eines mathematisch begabten Talentes heraus, das unaufhörlich Musik machte, um Aufträge von Fürsten auszuführen, die Essen und Trinken, schlaflose Nächte und Gottesdienste aus unerfindlichem Grund von streng geordneten Tonkaskaden untermalt haben wollten. Schließlich zerfielen Melodien zu einem durchorganisierten Andrang blecherner Geräusche, Rhythmen glichen dem Hämmern von Maschinen. Ich befand mich in einer Musikfabrik, die nicht von Kerzenlicht, sondern von barocken Neonröhren erhellt wurde. Nicht das Lächeln Gottes führte die Regie, sondern die gnadenlosen Augen eines Roboters. Zum ersten Mal empfand ich, was alle Menschen empfinden, die nicht imstande sind, sich mit dieser Art von Musik in Einklang zu bringen. Ich war irritiert, unruhig, gelangweilt und belästigt bis zur Unerträglichkeit.

Februar 1964

Dr. Henrich spricht immer noch von Vegetativer Dystonie, von Disfunktionen, von paroxysmaler Tachykardie. Er ist ein guter Internist. Er horcht mein Herz ab, tastet gewissenhaft meinen Bauch ab, drückt auf meine Schilddrüse, guckt unermüdlich in meinen Rachen, verschreibt Librium, Omca, Melival und stellt abschließend fest, daß es mir später, wenn dieser Zustand erst einmal vorüber sei, sehr gut gehen werde.
Was aber ist dieser Zustand? Dieser Zustand, in dem ich gefangen bin wie in einer Zelle mit grauen, einmal auseinanderweichenden, dann sich wieder zusammenziehenden Wänden, ohne Fenster, ohne Türen, erfüllt von einer schrecklichen Lautlosigkeit, die meine Stimme unhörbar macht. Auch Heinz hält sich daran, daß dieser Zustand nichts anderes als ein Symptom der Vegetativen Dystonie sei. Aber ich weiß, daß es etwas anderes ist als die Vegetative Dystonie.

Februar 1964

Ein widerlicher Zustand, selbst in weniger quälenden Stunden. Man fängt an, sich zu beobachten, sich wichtig zu nehmen, sich einzukreisen, in Erinnerungen zu wühlen, nach einem dunklen Engramm zu spüren, das sich vielleicht in der Vergangenheit in die Seele gegraben und nicht mit der heilenden Schutzhaut des Verarbeitens oder Vergessens überzogen hat, das über Jahre oder Jahrzehnte hinweg offenklaffte und nun seine unheilvolle Aufgabe zu erfüllen beginnt.

Februar 1964

Im Büro brauche ich dreimal oder viermal soviel Zeit, um eine Arbeit zu erledigen, wie früher. Das aber nur an guten Tagen. An den anderen Tagen sitze ich an meinem Schreibtisch und sehe auf meine Armbanduhr. Ich sehe einen unsichtbaren Sekundenzeiger über das Zifferblatt laufen, die kleinen goldenen Stäbe der Minuten überspringend wie ein Hindernisläufer. Ich bin hinter ihm her, damit er nicht stehen oder hängen bleibt, nicht langsamer wird, damit er Augenblicke tötet, weiterhastet. Wohin? Wozu? Es hört auch nicht auf mit dem Ende meiner Dienstzeit. Ich treibe meine Jagd auf dem Zifferblatt weiter, im Kino, in das mich Heinz mitschleppt, um mich abzulenken, im Konzert, während ich darauf warte, daß der riesige Kristalleuchter in die lauschende Menge platzt, beim Abendessen, immer, es sind nur noch die Schlaftabletten, die meine Jagd für längere Zeit unterbrechen.

Februar 1964

Ich kann nicht mehr ins Büro gehen.
Hartnäckig hatte Frau Dahn ihr Banner hochgehalten und vor meinen Schreibtisch aufgepflanzt: Willenskraft und Selbstdisziplin. Aber gleichzeitig hatte sie stillschweigend einen Teil meiner Arbeit übernommen. Worte und Einsicht scheinen auch bei ihr nicht kongruent zu sein. Ich war ihr dankbar für die Einsicht. Aber war nicht Verachtung in dieser Einsicht? Verachtung für einen Menschen, der nicht imstande ist, sich zusammenzureißen. Die Verachtung eines gesunden Menschen.
Mutter liebt mich zu sehr, um mich zu verachten. Es gibt wohl wenig Mütter, die ihre Kinder verachten. Richard kennt mich zwar kaum, so wie Brüder ihre Schwestern selten kennen, auch wenn sie miteinander aufgewachsen sind. Geschwister nehmen sich zu selbstverständlich. Aber Richard ist ein guter Bruder, weil er ein guter Mensch ist. Mein Appetit wird von Tag zu Tag schlechter. Und Heinz wird von Tag zu Tag hilfloser. Seine Hilflosigkeit bricht wie ein dünner Lichtstrahl durch meine egozentrische Verfinsterung. Ich spüre das unablässige Bemühen, mir zu helfen, hinter dieser Hilflosigkeit, ich spüre, daß er zum ersten Mal, seit wir uns kennen, ein solches Gefühl absoluter Hilflosigkeit erlebt. Sie treibt ihn zur Verzweiflung. Ich weiß das alles, ich sehe ganz klar, aber das nützt nichts. Ich kann ihm nicht helfen. Auch unsere Sprache ist kein Medium der Kommunikation mehr. Wenn ich sage, ich habe Angst, dann ist das etwas ganz anderes, als er sich vorstellen kann. Und wenn er sagt, du brauchst keine Angst zu haben, dann bin ich nicht getröstet wie früher, sondern kann überhaupt nichts mehr damit anfangen. Er weiß ja nicht, daß wir alle Angst haben müssen, ununterbrochen und aus tausendfachen Gründen, er weiß es nicht, weil er sich in dem merkwürdigen Zustand befindet, den man seelische Gesundheit nennt.

Februar 1964

Dieser Zustand der seelischen Gesundheit erscheint mir zwar angenehmer, aber viel verrückter als mein eigener. Wenn man es nur einen einzigen Augenblick lang fertigbringt, die Verhältnisse dieser Welt einigermaßen klar und deutlich zu übersehen, dann muß man verrückt sein, um so zu leben wie die anderen: ohne Angst, mit Appetit, mit ungestörter Nachtruhe, mit dem Drang, sich fortzupflanzen, mit Aufgaben, die man für wichtig hält.

Februar 1964

Dr. Henrich kennt einen Nervenarzt, der aber im Augenblick verreist ist. Ob er nur diesen Nervenarzt kennt und keinen anderen? Oder kennt er die anderen zu gut? Er scheint sich jetzt, wenn auch sehr widerwillig, von seiner zwei Jahre alten Diagnose getrennt zu haben und bezeichnet meine Krankheit kurz, aber vage als ›Zustand‹. Nach wie vor versichert er mir aber, daß ich es später noch einmal sehr gut haben werde. Warum, weiß ich nicht. Ich habe ihn noch nie danach gefragt. Heinz meint, dieser Ausspruch sei keine Routine, sondern echte Intuition.

Warum schreibe ich das alles überhaupt auf? Ich habe doch sonst so etwas nicht getan. Selbst in meiner Pubertätszeit habe ich kein Tagebuch geführt. Gehört das mit zu meinem ›Zustand‹, ist es Teil einer ununterdrückbaren Selbstbespiegelung? Eine krankhafte Sucht zur Vivisektion an mir selber? Man könnte es auch anders sehen: Musik kann ich nicht mehr hören, lesen kann ich nicht mehr, Bilder bedeuten mir nichts mehr. Aber ich kann merkwürdigerweise schreiben. Dabei komme ich mir vor wie eine Ertrinkende, der erlaubt ist, ab und zu nach Luft zu schnappen, damit sie nicht ganz ertrinkt.

Februar 1964

Dr. Henrich ist katholisch. Er repräsentiert eine interessante, man könnte fast sagen liebenswerte Spielart des Katholizismus. Er hat sich zwar eine ansehnliche Villa gebaut, auf dem soliden Fundament von Liquidationen, die sich gewaschen haben, aber er unterstützt auch verschämte Arme. Zu diesem Zweck fragt er seine Patienten der Reihe nach, ob sie von irgendeiner Möglichkeit der Beschäftigung wie Adressenschreiben oder Briefmarkenordnen wissen. Zu Weihnachten schickt er Pakete mit Lebensmitteln und Kleidung an den Kreis seiner Bedürftigen. Eine etwas antiquiert anmutende, patriarchalische Art der sozialen Hilfe, mit der er seinen Armen den Empfang von Fürsorgegeldern ersparen möchte.

Februar 1964

Dr. Henrich erinnert mich an Elisabeth H. Wieviel Beredsamkeit hat sie aufgebracht, um mich von der Wahrheit ihres katholischen Glaubens zu überzeugen, wie sehr ist sie ein lebendiges Vorbild christlicher Menschlichkeit gewesen und wie wenig hat es genutzt, ja wie sehr sind ihre Bemühungen letzten Endes ins Gegenteil umgeschlagen. Damals hat mich die Intensität ihres Glaubens zeitweise überzeugt. Ich ging sehr oft in katholische Kirchen, weil ich dort etwas zu finden hoffte, von dem ich selbst nicht hätte

sagen können, was es war. Einmal sah ich sie in einer leeren Kirche beten: ein Bild der vollkommenen Hingabe in Demut und Würde. Ich nahm für einige Augenblicke, die zugleich eine Ewigkeit waren, an dieser Hingabe teil wie an einem Abendmahl. Ich war absolut sicher, daß sie nicht in die Leere ging. Es konnte gar nicht möglich sein, daß da nichts war, was sie voll und ganz annahm. Sie war der eine Teil eines unzerstörbaren Zusammenhanges, dem auf der anderen Seite göttliche Gnade und Liebe entsprachen.
Später erkannte ich, daß der Grad des Glaubens nichts über die Realität seines Objektes aussagt. Elisabeth H. vermodert in der Erde und wird niemals auferstehen, um vor das Antlitz ihres Schöpfers zu treten, so wie sie sich das unzählige Male vorgestellt hat, wenn sie an ihren vielfältigen Leiden zu zerbrechen drohte. Welch eine erschreckende, grandiose Farce hat sich da abgespielt. Ein Feuerwerk von ekstatischen Empfindungen und Gedanken, von Selbstüberwindungen und mystischen Fantasien verprasselte und versprühte ohne den großen Zuschauer, für den es ausschließlich gemeint war.

Februar 1964

Auch die Gegenstände haben sich verändert. Sie widersetzen sich, fallen wieder aus den Händen, sind unangenehm schwer, erschreckend leicht, haben verletzende Kanten, unvermutete Glätten. Sogar ihre Namen erscheinen mir falsch oder doch völlig willkürlich. Ich habe etwas vier Jahrzehnte lang Rose und Auto und Himmel genannt, nur weil andere es auch taten. Aber erst jetzt wundere ich mich darüber. Es ist nichts mehr selbstverständlich.

Februar 1964

Ein verrückter Satz hat sich in mein Gehirn eingenistet, als hätte es ein Leben lang auf nichts anderes gewartet:

Das größte Glück auf Erden
ist Nicht-geboren-Werden.

Der Satz ist natürlich unlogisch, absurd, ein kindischer Reim. Und doch ist er zum einzig gültigen Fazit meines Lebens geworden. Ein anderes gibt es nicht mehr.
Bin ich verrückt? Oder sind nicht vielmehr die anderen verrückt, die einen solchen Satz niemals denken?

Februar 1964

Seit vier Tagen geht es mir sehr schlecht. Ich kann nun auch nicht mehr schreiben.

II

Sanatorium H. März 1964

Eine flutende Helle empfing uns, ein Werktagslicht, das in alle Ecken drang, zur Tätigkeit aufforderte, Schatten hinwegblendete, Geheimnisse totschlug, sich energisch mit der glasklaren Kälte vor dem Haus und über dem See vereinte. Vor der Eingangstür stand der kleine hellbraune Hund, kläffte betriebsam, als er uns aus dem Auto steigen sah, bebte vor Feindseligkeit und konnte sich schließlich nicht entscheiden, ob er weiterkläffen oder an unseren Schuhen schnüffeln sollte. Diese Unschlüssigkeit brachte ein merkwürdiges Stubsen und Röcheln zustande, als sei ein Erdbeben in ihm ausgebrochen.

Dr. Müller kam aus dem Haus, begrüßte uns mit gleichgültiger Freundlichkeit und sah gar nicht aus wie ein Kneipparzt, sondern eher wie ein asketischer oder magenkranker Wissenschaftler, der ständig an etwas Esoterisches denkt. Auch Frau Müller kam heraus, sah ihrem Hund ähnlich, nur kläffte sie nicht und verstand es, eine hektische Betriebsamkeit in muntere Begrüßung zu verwandeln.

»Ein herrlicher Morgen!« rief sie, während ihr Mann abwesend über den blendenden See blinzelte und uns offenbar vergessen hatte, »so recht geeignet, um einen fröhlichen Urlaub zu beginnen!«

»Vielleicht auch, um wieder gesund zu werden?« fragte Heinz leise. Das ließ sie für einige Augenblicke verstummen und dann in noch verstärkter Munterkeit ausrufen: »Aber natürlich. In acht Tagen wird Ihre Gattin schon ein anderer Mensch sein, hier bleibt einem gar nichts anderes übrig, hier muß man gesund werden.«

Dr. Müller blickte gedankenverloren einem Raubvogel nach, der seine hungrigen Kreise über den See zog. Der kleine Hund hatte sich nun endlich zum Schnüffeln entschlossen.

Ein junges Mädchen brachte uns auf mein Zimmer.

Sanatorium H. März 1964

Heinz verließ mich so hastig, als wollte er dem Gedanken entfliehen, mich ins Auto zu packen und wieder mit nach Hause zu nehmen. Als er weg war, setzte ich mich an den kleinen Tisch und weinte hemmungslos. Seit vielen Jahren hatte ich nicht mehr geweint. Als die Augen verquollen und die Nase verstopft waren, sah ich mich im Zimmer um.

Nichts in diesem Zimmer ist dazu angetan, eine Spur von Behaglichkeit aufkommen zu lassen. Es ist modern, zweckmäßig, hat heißes und kaltes Wasser und ein Fenster ins Grüne. An der Längsseite des Bettes bis zu etwa einem Meter Höhe hat man die Tünche durch ein Kunststoffmaterial mit Heckenrosenmuster unterbrochen, wahrscheinlich um die Patienten aufzuheitern. Man sieht Stempel und Blütenstaubgefäße, umkränzt von himbeerfarbener Pracht. Wenn ich im Bett liege, bin ich ständig versucht, den schlangenhaften Windungen der mit kleinen Stacheln besetzten, grasgrünen Stengel zu folgen, um irgendwo ein Ende zu finden. Aber jeder Stengel endet wieder in einer Heckenrosenblüte. Wie soll ich den Anblick dieses labyrinthischen Gewindes vier Wochen lang aushalten?

Sanatorium H. März 1964

Warum bin ich eigentlich hier? Richards Begeisterung für Kneipp, Heinz' Überzeugung, daß eine Luftveränderung mir gut tun wird und Dr. Henrichs Ansicht, daß mir beides nicht schaden könne, haben mich wohl hierher gebracht. Es ist mir unmöglich, eine eigene Willensäußerung zu rekonstruieren.

Die anderen Sanatoriumsinsassen behaupten, die Landschaft sei einzigartig schön. Ich kann das nicht mehr beurteilen, kann nur noch feststellen, daß die Wälder menschenleer sind und daß hinter dem See irgendwelche nördlichen Ausläufer der Alpen sind. Vor einigen Jahren hätte ich vielleicht noch gesagt, daß die Wälder himmlisch einsam sind, der See bläulichsilbern schimmert und in der Ferne die schneebedeckten Häupter der Alpen herübergrüßen. Aber sie grüßen gar nicht, sie stehen einfach da, der See liegt auch einfach da, und die Wälder bestehen aus Tannen und Bäumen, die noch keine Blätter haben, und aus Wegen, von denen ich nie weiß, wohin sie führen, da weder Wegweiser noch Wanderzeichen angebracht sind. Ich laufe stundenlang in den Wäldern herum, bis ich durch Zufall wieder vor dem Sanatorium stehe. Manchmal verpasse ich dann das Abendessen, was ich eigentlich nicht tun sollte, da ich ja zunehmen will, damit die angekränkelte Seele wieder im Fett schwimmt.

Mit dem Essen gibt man sich sehr große Mühe. Da es fast überhaupt kein Fleisch gibt, zaubert man aus selbstgezogenen Gemüsen, Haferflocken und Griesmehl, aus Eiern und Milch erstaunlich farbenprächtige Mahlzeiten. Nur scheinen sie nicht jedem zu bekommen. Der Herr vom Südwestfunk hält sich, so oft ich ihn sehe, den Magen und entschuldigt sich jedesmal, wenn er aufstoßen muß. Man kocht ihm Leinsamensüppchen. Man kocht auch Leinsamensüppchen für die anderen, die die Rohkost nicht mit den Funktionen ihrer Gedärme in Einklang bringen können. Ich gehöre auch zu denen, die es erreicht haben, mittags einen Heusack auf den Bauch zu bekommen, damit die eben verspeisten geriebenen Karotten ungestörter passieren können. Zu trinken gibt es ausschließlich einen von Dr. Müller komponierten Tee, der sehr fade schmeckt. Er trinkt ihn aber selber. Fräulein Bense hat sich heute heimlich eine Rollkur aus der sechs Kilometer entfernten Apotheke verschafft und läßt Dr. Müller in dem Glauben, daß sie keine Magenschmerzen hat. Die Sanatoriumsleitung hat nichts dagegen, daß man abends vor dem Schlafengehen ein Gläschen Rotwein trinkt, falls Dr. Müller es nicht zu sehen bekommt. Bekommt er es aber zu sehen, dann starrt er eindringlich auf das funkelnde Rot, als gelte es, den Teufel zu hypnotisieren. Das ist der äußerlich sichtbare Höhepunkt seines ärztlichen Interesses. Natürlich muß er auch die Kneippschen Anwendungen verschreiben: Schlenzbäder, Wechselbäder, Arm- und Beingüsse, vom obligaten Wassertreten ganz zu schweigen. Ich glaube, er ist jedesmal froh, wenn er diese Pflicht an einem Tag in der Woche erfüllt hat. Dann kann er wieder ungestört durch die Räume wandeln und den Eindruck eines Menschen machen, der ständig an etwas denkt, nur nicht an seine Patienten. Manchmal hält er es allerdings auch für seine Pflicht, den Kneippschen Behandlungsraum zu betreten, in dem seine Frau und Schwester Susanne bis zum abendlichen Zusammenbruch wirken. Er betrachtet mißmutig die roten Gesichter derer, die im Schlenzbad schwitzen, taucht hier und da einen vorsichtigen Finger in ein Wechselbad, steht etwas verloren und dennoch überzeugt vor den dampfenden, zischenden, plätschernden Wasserkaskaden, versenkt sich in die Streifen der Vorhänge an den Badekabinen und scheint sie mit den arthritischen Gebeinen zu vergleichen, die aus Sitzbadewannen hervorkommen oder sich voller Hingabe dem Strahl kalten Wassers aussetzen. Eine Orgie in Wasser. Eine Orgie, die keinen Spaß macht. Eine Orgie, die von ihren Teilnehmern mit fürchterlichem Ernst vollzogen wird.

Sanatorium H. März 1964

Morgens um sechs Uhr kommt Schwester Susanne mit dem Waschlappen, der den noch schlafbefangenen Körper von oben bis unten eiskalt erschreckt. Aus ist es mit dem Schlaf, obwohl man sich bei der Erfindung dieser Methode etwas anderes gedacht hat.

Sie soll dem Körper Wohlbehagen schenken und möglichst noch einmal einschlafen lassen. Ich jedoch krieche unangenehm angenäßt ins Bett zurück, das Nachthemd fängt an zu kleben, als hätte sich lauer Nebel in dem Gewebe niedergeschlagen. Mir wird nicht warm, sondern kalt und unbehaglich, und die heimtückische Morgendämmerung hat mich wieder. Sie freut sich daran, daß ich mit plötzlichem Durchfall zur Toilette muß und wieder zurück und wieder hin.
Um acht Uhr führt Frau Müller auf der Terrasse Gymnastik durch. Im Hintergrund der noch verschlafene, hauchüberzogene See. Kleine Kegel und Bälle werden von frierenden Gestalten in Trainingsanzügen zierlich weitergereicht. Die Morgenluft wird durch Dehnen und Recken aufgesogen. Das ist sicher sehr gesund. Weniger gesund erscheint mir das Aufplatschen der dicken Medizinbälle auf die von der Rohkost befallenen Mägen. Aus ruhigen Atemzügen wird ein schmerzliches Keuchen. Frau Müller allerdings keucht nicht. Ihre Stimme klingt hell und ungebrochen wie die Stimme eines BDM-Mädchens, das seine pubertäre Munterkeit in die reiferen Jahre herübergerettet hat. Was ihr Mann an mürrischer Schweigsamkeit zustandebringt, versucht sie mit dieser munteren Geschäftigkeit auszugleichen. Aber der Ausgleich ist kein Ausgleich. Die Gegensätze ergänzen sich nicht. Sie fallen, nur an der Oberfläche künstlich aneinandermontiert, immer wieder auseinander. Und Dr. Müller sollte überhaupt kein Arzt geworden sein.

Sanatorium H. März 1964

Ich werde morgens wieder gegen vier Uhr wach, habe Durchfall und eine Entzündung in den Nasenhöhlen, die nichts mit einer Erkältung zu tun haben kann, denn nach dem Aufstehen und Waschen verschwindet das merkwürdige Phänomen. Vielleicht eine allergische Reaktion auf die Rohkost? Oder auf das viele kalte Wasser? Ich fühle mich sehr elend in diesen Morgenstunden, da ich vier- oder fünfmal zur Toilette muß und mehr als zehn Tempotaschentücher verschnupfe. Ich werde Schluß machen mit Schwester Susannes kaltem Waschlappen und auch mit der Rohkost. Heute wurde wieder gewogen: fast drei Pfund abgenommen. Meine Zunge sieht aus, als hätte ich sie durch einen Kalkeimer gezogen. Das allein wäre nicht so schlimm. Da aber außerdem in meinem Magen nur allzu fühlbar einige Backsteine zu liegen scheinen, habe ich mich mehrmals und beharrlich bei Dr. Müller beklagt. Er ließ mir schließlich einen Topf voll Heilerde bringen. Der Herr vom Südwestfunk, dessen Gesichtsfalten von Tag zu Tag bitterer wurden, ist abgereist. Leinsamensüppchen, Heusack und Heilerde scheinen bei ihm nicht gewirkt zu haben.

Sanatorium H. März 1964

Gestern hielt Dr. Müller Vortrag über die Wohltaten der Kneippschen Lebensführung. Vortraghalten liegt ihm entschieden mehr als Sprechstunden abhalten. Er entfaltete sich dabei wie ein Schmetterling, der aus seinem Kokon gekrochen ist. Er betonte, daß aus Kneippscher Gesundheitsförderung nicht unbedingt eine Weltanschauung gemacht zu werden braucht. Es scheint immerhin Menschen zu geben, die auf diese Idee kommen.

Sanatorium H. März 1964

In der Sprechstunde las Dr. Müller noch einmal den Bericht von Dr. Henrich durch, sah mir ins Gesicht, als gefiele es ihm nicht sonderlich oder als mache er mich verantwortlich dafür, daß nun ein Fall an ihn herantrat, dem mit Wasser und Diätkost allein nicht beizukommen war. Ich bemerkte, mich zögernd in ihn hineinfühlend, daß ich in diesem Sanatorium wohl nicht ganz am richtigen Platze sei, worauf er mir barsch in die Rede fiel und mich darauf hinwies, daß Wasserbehandlung, naturgemäße Ernährung, Bewegung und reine Luft die Voraussetzung zu jeder Art von Heilung seien. Außerdem wolle er jetzt mit mir Autogenes Training versuchen.

Ich mußte mich auf ein Untersuchungsbett ausstrecken und sollte mich darauf konzentrieren, daß Arme und Beine schwer würden wie unbeseelte Fleischklumpen. Dr. Müllers kalte und ungeduldige Hände hoben sie an und ließen sie wieder fallen. Sie fielen nicht wie Fleischklumpen, sondern wie Arme und Beine, in denen Nerven stecken. Außerdem merkte ich plötzlich, daß ich kalte Füße hatte. Mein Gehirn konzentrierte sich so sehr darauf, die Nerven fortzudenken, daß ihre Existenz von Minute zu Minute fühlbarer wurde. Sie wurden geradezu aufdringlich, trieben, je inbrünstiger ich sie fortwünschte, ihr Unwesen, indem sie die Gliedmaßen mit selbstbewußtem Leben erfüllten, das sich angespannt gegen Dr. Müllers Bemühungen sperrte. Er sagte schließlich mißmutig:

»Sehr begabt scheinen Sie nicht dafür zu sein. Sie müssen es üben.«

Er ging zu seinem Schreibtisch, drückte mir eine Broschüre in die Hand mit der Ermahnung, sie unbeschädigt wieder abzuliefern und schob mich aus dem Sprechzimmer, als er merkte, daß ich zu weiteren Fragen ansetzen wollte.

Sanatorium H. März 1964

Ich habe die Broschüre sehr genau studiert und übe, sobald ich abends oder mittags auf dem Bett liege. Durch das Schwerwerden der Gliedmaßen soll eine natürliche Entspannung der Gliedmaßen erreicht werden. Alles, was geschrieben steht, leuchtet mir ein. Aber das Einleuchten hat bisher nicht viel genutzt. Ich fülle meinen Denkapparat mit Bildern von abgehangenen Schweins- und Rindervierteln, Kalbsfüßen in Gelee und rohen Fleischklumpen aller Art, wie man sie in Metzgerläden antrifft. Wenn ich gerade glaube, mein rechtes Bein wäre ein Stück massiver Rinderkeule geworden, das man mit einem »Platsch« auf die Metzgerwaage werfen könnte, ziehen sich alle Nervenenden zusammen, und ich habe mehr als je zuvor ein Menschenbein, das an mir festsitzt und mir gehört und nicht tot und schwer sein will. Es will sich anwinkeln, will aufspringen und weglaufen und leicht und lebendig sein.
Ich versuche es mit Vorstellungen von aufgehängten Gipsbeinen, Bleiklumpen, schlafenden Kühen, fetten Erdschollen, dunklen, stehenden Gewässern. Aber plötzlich gewinnen die Zehen und Fingerspitzen eigenständiges Leben, bewegen sich und zerstören die mühsam festgehaltenen Assoziationen. Statt der erstrebten Entspannung tritt ein Zustand erhöhter Reizbarkeit ein, der mir jedes Nervenende bewußt macht. Ich sehe die Abbildungen von Körpern in anatomischen Lehrbüchern vor mir, in denen die Blutgefäße und Nervensysteme in allen ihren Verästelungen dargestellt sind, und ich springe vom Bett auf.

Sanatorium H. März 1964

Heute traf ich Dr. Müller am See. Seine grauen Augen betrachteten mich, als sei ich ein Störfaktor im makellosen Bild der Landschaft, das er genoß. Er brachte sich aber dazu, nach den Fortschritten meines Autogenen Trainings zu fragen. Als ich ihm sagte, daß eigentlich gar keine Fortschritte zu verzeichnen seien, meinte er, es koste ja nichts, es weiter zu versuchen. Er sah aus wie ein degenerierter Hohenzoller im Wanderkostüm, dem es in die Wiege gelegt war, sich nicht um seinen Lebensunterhalt, sondern ausschließlich um seine Lieblingsinteressen zu kümmern. Etwas angewidert ließ er das Thema fallen, das ihm eine Beschäftigung mit einem Patienten außerhalb seiner Sprechstunde zumutete. Ich wollte schon wieder gehen, als er abrupt fragte: »Sagen Sie mal, ich hörte, Sie haben in Philosophie promoviert. Wen halten Sie eigentlich für den bedeutendsten Philosophen der Gegenwart?«

»Karl Jaspers«, sagte ich.

Er beugte sich über seinen Spazierstock und sah mir scharf ins Auge. Dann richtete er sich auf, hob den Stock, zog mit seiner Spitze einen Halbkreis in der Höhe des Horizontes und sagte spöttisch: »Chiffren der Transzendenz. Guten Abend.«

Weder sein Spott noch die angedeuteten Chiffren der Transzendenz am grünlichen Abendhimmel sagten mir irgend etwas. Nichts sagt mir noch irgend etwas.

Sanatorium H. März 1964

Der dicke Mann aus Dortmund stand eben in der geöffneten Tür des Verwaltungsbüros.

»Dieser Mensch wird es noch dazu bringen, daß ihr euren Saftladen zumachen müßt«, schrie er in aufgebrachtem Westfälisch. »Ich packe meine Piselinten, und morgen fahre ich ab, nach Hause. Da habe ich einen Arzt, der sich um mich kümmert. Und an eurem Fraß könnt ihr euch dann alleine den Magen verrenken.«

Dr. Müllers Hündchen umkläffte wild des Dicken Hosenbeine, als gelte es, die Ehre seines Herrn zu retten. Verstörte Gesichter versuchten stumm, mit dem Spektakel fertig zu werden.

Ich beneide den dicken Mann aus Dortmund. So viel Kraft möchte ich haben, so viel Kraft, einfach zu schimpfen und morgen nach Hause zu fahren.

Aber auch das Nachhausefahren würde mir nicht helfen.

Sanatorium H. März 1964

Immer wieder erschreckt mich die ungeheure Diskrepanz zwischen der Existenz des Individuums – diesem aufwendigen Gebilde, das fühlt und leidet und liebt und Angst hat, diesem Universum aus Fantasie und Erkenntnis, aus Traum und Verstand, dieser totalen Einsamkeit, die mit ihrem unabänderlichen Tod konfrontiert ist – und der Bedeutungslosigkeit dieses Individuums im Ganzen, seiner geradezu lächerlich einfachen Vernichtbarkeit. Die Natur treibt auch mit ihren am höchsten entwickelten Geschöpfen einen Aufwand, der es erklärt, warum die Menschen sich an den Gedanken klammern, daß ein Gott an jeder einzelnen Seele interessiert sei.

Sanatorium H. März 1964

Gestern war Samstag. Gegen elf Uhr überfiel mich die Verzweiflung wie ein blindwütiges Tier. Auf der sanften Neigung eines von Tannen umstandenen Weges schlug es seine Krallen in meine Kehle, hielt mich umklammert und fing an, mich aufzufressen. Warum es mich gerade zu dieser Stunde und auf diesem Weg überfiel, weiß ich nicht. Es gab keinen äußeren Anlaß. Ich begann zu laufen, als gäbe es ein Entrinnen. Die Tannen wurden zu Buchen, die Buchen zu Birken und die Birken wieder zu Tannen. Wege gingen bergan und bergab. Kies knirschte, Waldboden tönte dumpf unter meinen Füßen. Ausblicke taten sich auf über blau verdämmernde Wälder und auf schneebedeckte Berge. Vögel brachen aus dichtem Gebüsch, aufgescheucht, erschreckt, Warnrufe ausstoßend. Es gab kein Entrinnen. Mein Atem keuchte, als ich an einen schilfumstandenen Waldsee gelangte. Laß es genug sein, laß es genug sein. Aber was rief ich an? Wen gibt es, den man anrufen kann? Ich ließ mich auf die Knie fallen, dann auf den Bauch und tauchte mein Gesicht in das flache Wasser zwischen dem Schilf. Durch seine gläserne Kälte sah ich kleine runde Steine. Sie würden sich in mein Gesicht pressen, es mit kleinen runden Abdrücken versehen haben, wenn man mich fand. Ich hielt den Atem an, um zu ersticken. Wie lange ich es ausgehalten habe, weiß ich nicht. Luftblasen stiegen gurgelnd hoch, ehe ich nach Atem rang. Aber schon atmete ich nicht mehr im Wasser, sondern in der Luft. Luft wollte meine Lunge, nicht Wasser, und meine Lunge, nicht mein Wille war es, die mich zum Weiterleben zwang. Die Lunge war nicht zu übertölpeln, sie forderte ihr Recht. Ihre tausend Bläschen waren emsig und tyrannisch bei der Arbeit, sie lehnten es ab, etwas von dem Tier zu erfahren, das Verzweiflung heißt.

Frau Müller empfing mich am Spätnachmittag vor dem Haus. »Es ist aber nicht gut für Sie, wenn Sie einfach eine Mahlzeit ausfallen lassen«, rief sie vorwurfsvoll. »Es gab Spinat mit Griesschnitten und Quarkspeise hinterher.«

Sanatorium H. März 1964

Der kleine Hund will nichts von mir wissen. Er blickt mich feindselig an, wenn ich mit ihm spreche, verhindert den Versuch, ihn zu streicheln, indem er langsam und wie in einer Trance befangen rückwärts geht und dann mit einem wilden Satz und wütendem Gekläff zur Seite springt. Sein Instinkt wird ihm sagen, daß ich etwas bin, von dem man sich nicht anreden und streicheln lassen darf, weil es den Tod in sich trägt und alles das verleugnet, was er liebt: gutes Fressen, gesunden Schlaf, glückliche Bewegung in frischer Luft, Freude am Dasein. Ich kann ihn verstehen, und ich kann auch die Menschen verstehen, die mir ausweichen, als könnte ich sie mit etwas anstecken, das schlimmer ist als Influenza oder Tuberkulose.

Sanatorium H. März 1964

»Ich kann nicht mehr«, habe ich in einem Anfall von Verwirrung zu Dr. Müller gesagt. Ich muß verwirrt gewesen sein und darum vergessen haben, daß Dr. Müller nicht zu den Menschen gehört, denen man so etwas sagen kann. Aber aus einigem Abstand sah er wenigstens so aus wie ein Mensch, als ich ihn da auf der Bank sitzen sah. Er hatte einen Kopf mit angegrautem Haar und große schöne Hände und sehr menschliche Beine in Wickelgamaschen.

»Warum können Sie nicht mehr?« fragte er gereizt, erwartete aber keine Antwort, sondern fuhr fort:

»Betrachten Sie die Natur und lesen Sie ein gutes Buch.«

Seit drei Wochen betrachte ich die Natur. Ich betrachte Ameisen, Käfer, Schnecken, Blätter, Äste, Wolken und den Mond. Es kriecht, läuft, zittert, schwankt, ballt sich zusammen, verstrahlt Licht.

Und sonst? Sonst nichts.

Das gute Buch ist gut, solange man es lesen kann. Ich kann nicht mehr lesen.

Sanatorium H. März 1964

Lesen, meine lebenslange und größte Leidenschaft, könnte mich retten. Es könnte mich dazu bringen, in fremden Schicksalen unterzutauchen, fremde Gedanken nachzudenken. Es könnte mich dazu bringen, endlich wieder von mir abzusehen.

Aber ich kann nicht lesen. Ich habe Kriminalromane und sogenannte heitere Geschichten bei mir, die man mir mitgab, weil sie mich vielleicht doch noch aufmuntern könnten. Ich gleite über Seite eins oder neunzig hinweg, registriere Buchstaben und verbleibe ganz und gar in mir selbst. Anderes ist wiederum gefährlich. Gedichte von Benn, die ich auch mitgebracht habe, bestätigen meine Lebensempfindung so sehr, daß ich erschrecke. Sie machen mich zu einem Instrument, dessen ohnehin schon überspannte Saiten mit grausamen Fingern gerissen werden:

»... schon ein Libellenkopf, ein Mövenflügel wäre zu weit und litte schon zu sehr.«

Es erschreckt mich, daß ich mir nicht sagen kann, daß mein Leiden ein Einzelfall ist; es wird vielleicht von Hunderten oder Tausenden erlitten und gewinnt damit an furchtbarer Realität.

Sanatorium H. März 1964

Lesen – das bedeutet viele Leben leben: konzentrierte, geformte Leben, Leben von Männern und Frauen, von Kindern und Tieren, vergebliche verzweifelte Leben, Leben voller Erfüllungen und Agonien, Geburten, Liebesnächte und Todesstunden. Lesen – das bedeutet mühelos, unverbindlich, ohne Risiko, ohne die alle Flucht verstellende Unerbittlichkeit und Konsequenz des wirklichen Lebens leben.
Warum hat mich diese meine Leidenschaft im Stich gelassen, jetzt, da ich sie am dringendsten brauchte.
Es war eine Leidenschaft, von der auch Vater, Mutter und Richard besessen waren. Ich erinnere mich, daß wir vier oft abends in unseren Sesseln vergraben saßen, jeder mit einem Buch in der Hand, in andere Räume und Zeiten versetzt: Vater in einen Garten, in dem Rosen aller Preislagen gezüchtet und Blattläuse vernichtet wurden, Mutter in Ibsens nordische Gespensterwelt, Richard und ich in die Goldgräbersiedlungen des nordamerikanischen Kontinents. Trotzdem waren wir nicht getrennt. Man tauchte immer wieder minutenlang auf aus seiner Welt, sah die anderen drei dasitzen, gesammelt und vertieft und glücklich. Es herrschte ein Friede, der durch Atemzüge der Spannung oder Beipflichtung, durch Vaters leichtes Ausklopfen der Pfeife, durch das seufzende Ausholen der Standuhr, bevor sie die halben Stunden schlug, lebendig wurde.
Ich habe einen solchen Frieden nie wieder gefunden.
Morgen früh wird mir die Laborantin den Magen auspumpen.

Sanatorium H. März 1964

Das Magenauspumpen hat fast zwei Stunden gedauert. Ich saß auf einem Schemel, den Gummischlauch im Rachen, am Sprechen gehindert, was die Laborantin, Fräulein Heinse, veranlaßte, von allerlei Magenkrankheiten zu erzählen: von Gastritis, akut und chronisch, von Magen- und Zwölffingerdarmgeschwüren und deren Durchbrüche in die Bauchhöhle oder sonst wohin und von Magenkrebs. Sie verstand es, sehr anschaulich davon zu erzählen, und zwischendurch stellte sie durch Prüfung der zahlreichen, sich langsam füllenden Reagenzgläser fest, daß sich fast überhaupt keine Magensäure in meinem ausgepumpten Magensaft befand.

Erst kurz bevor der Magen leer war, zeigte sich eine schwache rötliche Färbung im letzten Reagenzglas. Fräulein Heinse betrachtete mich wie einen Todeskandidaten.
Drei Stunden später erklärte mir Dr. Müller beiläufig, daß dies wohl die Ursache meiner Appetitlosigkeit sei.
»Sie sind nicht organisch krank. Sie haben eine endogene Psychose«, sagte er mit einer gewissen Befriedigung.
»Und was soll ich dagegen machen?« fragte ich. »Ich muß dann doch sicher etwas einnehmen.«
»Gehen Sie nur tüchtig spazieren«, antwortete Dr. Müller und war beim Aussprechen des letzten Wortes schon wieder abwesend.
Endogene Psychose ist etwas Neues. Oder wird ein und derselbe Zustand von verschiedenen Ärzten mit verschiedenen Worten bezeichnet? Ich frage mich auch, ob so etwas wie eine endogene Psychose mit Wasserkuren und Waldspaziergängen kuriert werden kann.

Sanatorium H. April 1964

Was ist eine endogene Psychose? Ich habe kein medizinisches Lexikon und halte es für sinnlos, Dr. Müller danach zu fragen. Er warf mir den Ausdruck zu, wie man einen Knochen einem Hund zuwirft, den man loswerden will. Ich habe jetzt also etwas zu nagen für meine Morgenstunden und meine Waldspaziergänge. Bisher habe ich mich kaum um derartige Dinge gekümmert. Endogen muß das Gegenteil von exogen sein, also von innen wirkend, von innen bestimmend. Und eine Psychose wird der Endzustand einer Neurose sein. Von Neurose hat Dr. Henrich nie gesprochen. Aber sprechen Internisten überhaupt von Neurosen? Wird das nicht Psychiatern überlassen? Vielleicht ist man sehr darum bemüht, die Bereiche auseinanderzuhalten. Wer aber kümmert sich dann um die Psychosomatik, um die Zwischenbereiche, die unablösbaren Zusammenhänge?
Wie aber, vor allen Dingen, kommt man raus aus einer Psychose? Wie endet sie gewöhnlich? Im Selbstmord? In der Irrenanstalt? Wie entsteht sie? Aus Kindheits- oder Pubertätsneurosen?

Sanatorium H. April 1964

War ich ein neurotisches Kind? – Ich war ein Kind, das, soweit ich mich erinnere, niemals Langeweile hatte. Familienleben intakt. Sorgenlose mittelständische Verhältnisse, Haus und Garten. Wälder und Wiesen hinter dem Garten. Viele Freunde, und unter

Richards Schutz, auch viel Freiheit, viel mehr als sie gewöhnlich kleinen Mädchen zugestanden wurde. Unzählige Spiele vom Schach- und Skatspielen im frühesten Alter bis zum Speer- und Diskuswerfen. Kein besonderes Interesse an Puppen, aber jahrelange Zärtlichkeit für einen vergammelten Teddybären mit merkwürdigem Silberblick. Was aber weiß ich von dem, was sich unbewußt, auf dem Grunde dieser so freundlichen Kinderwelt abspielte? An der Oberfläche zu fassen, ist nur die Erinnerung an das maßlose Grausen vor den Regenwürmern im Garten, von deren Anblick ich mich gleichzeitig nicht losreißen konnte, wenn sie sich fett und rosa beim Umgraben über die braunen Erdschollen wälzten oder von Ameisen zerfressen auf dem roten Aschenweg lagen, auch an nächtliche Angstträume und an eine vielleicht unkindliche Melancholie an Frühlingsabenden, die wie Heimweh war.

Sanatorium H. April 1964

Ich darf nicht aufhören zu schreiben, vielleicht meine einzige Möglichkeit, gegen eine endogene Psychose anzugehen. Aber heute geht es nicht.

Sanatorium H. April 1964

Ein Brief von Marianne.
Marianne: Mittelschullehrerin, von kleinen Mädchen angebetet – das gibt es heute auch noch –, weil sie ja doch so schön ist und früher einmal Schauspielerin war. Marianne, die immer behauptete, mit jemandem, den sie wirklich liebe, könne sie auch in einem ungeheizten Dachkämmerchen hausen. Sie stellte sich wahrscheinlich eine Mischung aus spitzwegischer Idylle und ununterbrochener Leidenschaft darunter vor. Jetzt ist sie natürlich reifer geworden und hat eine Wohnung mit vier Zimmern und zwei Balkonen ganz für sich allein. In ihrem Lebenswandel halten sich Sparsamkeit und Großzügigkeit, Nüchternheit und Sensibilität, Heftekorrigieren und unsterbliche Träume, Heiterkeit und Trauer – das alles überzogen mit der Patina reicher Erfahrungen – vollendet, oder vielmehr beinahe vollendet, die Waage. Aber das ›beinah‹ ist nicht fortzukriegen.

Sanatorium H. April 1964

Ich will Andrew nicht wiedersehen. Ich habe kein Verlangen mehr danach, ihn wiederzusehen. In dem uferlosen Ozean meiner Verfinsterung ist nicht er der Balken, an den ich mich klammere.

Heinz ist der Mensch, der mich retten kann, wenn noch irgend etwas durch einen Menschen zu retten ist.

Sanatorium H. April 1964

Heute habe ich gesündigt. Ich bin ins Dorf gewandert und habe in der Wirtschaft zwei Kognaks getrunken und drei Zigaretten geraucht. Geschmeckt hat mir das überhaupt nicht. Es hat mich nur für eine halbe Stunde mit einem etwas kindischen Gefühl von Freiheit und Selbstbestimmung erfüllt. Da jede auch noch so winzige und flüchtige Spur eines angenehmen Gefühls in meinem Leben eine solche Rarität geworden ist, hat dieser Ausflug wohl einen Sinn gehabt.

In der Gaststube der Wirtschaft hängt ein Kruzifix mit einem Christus in sehr realistischer Darstellung: vorstehende Rippen, grünbleiches Fleisch mit kleinen Blutbächen an Händen, Füßen und Seite. Hätte der vornübergefallene Kopf lebendige Augen, dann würden sie genau in die Schnapsgläser und Bierkrüge auf dem runden Stammtisch blicken.

Während ich dies schreibe, fällt mir ein, daß ich doch ein neurotisches Kind gewesen sein muß. Immer spürte ich diesen Widerwillen beim Anblick des Kreuzes, das in unserer evangelischen Kirche hinter dem Altar aufragte, riesengroß und aus schwärzlichem Holz. Es hing kein sterbender Leib daran, und ich war in der ersten halben Stunde des Gottesdienstes sehr dankbar dafür, daß sich seine Gegenwart so sehr im bloß Symbolischen hielt. Aber wenn ich es während der Predigt länger betrachtete, obwohl ich fast hysterisch versuchte, gerade das zu vermeiden, sah ich den Leib daran: ausgeblutet, die Dornenkrone in der ausgemergelten vornüberhängenden Stirn, so wie ich es heute in der Gaststube gesehen hatte. Grauen versetzte mich inmitten der Erwachsenen, die ganz normal und ruhig auf den Pfarrer oder die Köpfe der vor ihnen sitzenden Leute blickten, in einen schrecklichen Zustand der Verlassenheit. Ich wußte damals noch nichts von dem Ausmaß des Leidens in der Welt. Aber was da an einem Kreuz vor vielen Jahrhunderten vorgegangen war, das war eine Wirklichkeit, die genügte, meine Kinderwelt bis zur heftigen physischen Übelkeit zu verdüstern. Auch später habe ich den Anblick dieses römischen Martertodes nie ohne Widerwillen ertragen können.

Sanatorium H. April 1964

Heinz hat mir eine Flasche Melival geschickt, damit ich schlafen kann. Er schreibt fast jeden Tag. Oft ruft er morgens an, und ich

kann ihm nicht einmal vormachen, daß es mir besser ginge. Abends würde mir das besser gelingen.
Vorgestern nacht ist Schnee gefallen. Ich habe mir früher kaum etwas Schöneres denken können als einsame Spaziergänge durch verschneite Wälder. Jetzt werden auch diese verschneiten Wälder zu einem Alptraum, diese naßschwarzen Säulenreihen der Buchenstämme, diese Flocken schwebender Lautlosigkeit in Lichtungen voll grauen Himmels, diese blinde Milchglashaut über dem See, diese braunen Dickichte unter den Tannen, aus denen der Moder dringt.
Meine Todessehnsucht wächst. Der Drang, mich in den Schnee zu legen, die Augen zu schließen, diese Welt in mir untergehen zu lassen, ist schlimmer als Hunger und Durst. Aber der Schnee ist Frühlingsschnee, in dem niemand mehr sterben kann.

Sanatorium H. April 1964

Heute nachmittag war ich in F. am jenseitigen Ufer des Sees. Eine kleine Kirche aus dem 16. Jahrhundert, schneebestäubte Grabsteine rundherum, Orgelspiel durch die angelehnte Tür, Geruch nach Frühling von Westen her.
Ich traf dort Herrn Königkeit. Er blickte über die Landschaft, als sähe er die Masurischen Seen. Er erzählte mir, daß er jetzt in Bochum wohne, daß ihm das Wassertreten nicht bekomme, daß er nicht recht wisse, wie er das Sanatorium bezahlen soll, daß er aber um eine Rente kämpfe, wobei Dr. Müller ihm helfen soll. Ich fürchte, er hat noch nicht gemerkt, daß er an den falschen Arzt geraten ist. Dr. Müller wird es gleichgültig sein, ob Herr Königkeit eine Rente bekommt oder nicht.
Eine plötzliche gläserne Klarheit am Abend. See und Wälder und Himmel dehnten sich zu Horizonten, die nichts mehr begrenzten. Die im Schnee erstickte Luft atmete auf zu einer kalten Stille aus Vogelschreien und dünnen Glocken von weit her. Lavendelfarbene Schatten lagen auf weißen Wegen. Ich nahm alles wahr, aber ich blieb so erstarrt wie die Eistropfen am eisernen Brückengeländer im roten Anhauch der Abendsonne.
Käfer, Ameisen, Schnecken, Blätter, Äste, Wolken und der Mond, das ist die Natur, nicht die sehnsuchtsvollen Sonnenuntergänge und die gläsernen Klarheiten und die lavendelfarbenen Schatten auf dem Schnee. Sie sind Überreste der Lyrik, die ich einmal gelesen habe, Schablonen der Poesie, Verfälschungen eines Geistes, der sich etwas vormacht, weil er das nicht findet, was ihm Ruhe gibt.

Sanatorium H. April 1964

Dr. Müller lebte heute abend wieder einmal auf, als er vor einem respektvollen Publikum über Böll und Jens und Grass sprechen konnte.

Was findet dieser sonst so leb- und lieblos wirkende Mann in der Literatur? Die Unverbindlichkeit einer Spielerei mit der Sprache, für die in seinem verantwortungsvollen Beruf kein Raum ist? Die Befreiung von der Monotonie der fleischlichen Abläufe, mit der er Tag für Tag konfrontiert ist? Bis zu einem gewissen Grad kann ich seine Haltung verstehen. Mir wäre es auch sehr zuwider, mich mit kranken und angekränkelten Organen beschäftigen zu müssen. Aber ich wäre auch um alles in der Welt nicht Ärztin geworden. Er ist nun einmal Arzt und läßt sich gut dafür bezahlen. Wenn man Arzt ist und seinen Beruf haßt, sollte man ihn sofort aufgeben. Aber vielleicht hat Dr. Müller noch nicht einmal erkannt, daß er seinen Beruf haßt.

Sanatorium H. April 1964

Gestern morgen zur gewohnten Stunde überfielen mich Schnupfen und Durchfall in einem Ausmaß, daß ich nicht mehr wußte, wie ich die Stunden bis sechs Uhr überstehen sollte. Im Flur ging Herr Königkeit auf und ab. Hohläugig und traurig sah er mich an und schien über seine Rente nachzugrübeln.

Schwester Susanne kam um sechs. Ich hörte sie schon lange in die anderen Zimmer gehen. Für mich gibt es keinen kalten Waschlappen mehr. Schwester Susanne und ich haben ihn eigenmächtig abgeschafft. Sie sieht nach, wie es mir geht und bringt mir warmen Kamillentee. Sie kommt mir nicht wie ein Engel vor, Engel sind gleichgültiger, sie hat auch keinen ätherischen Habitus, aber sie ist der einzige Mensch in diesem Haus, in diesen entsetzlichen Morgenstunden. Sie ist gütig und leidet an Blinddarmreizung. Man muß schon an irgend etwas leiden, um wirklich gütig zu sein.

Sie blickte auf meinen Topf mit Heilerde und sagte:

»Wissen Sie, daß Heilerde die Magensäure verringert? Sie haben doch immer so wenig Appetit.«

Sie wußte nicht, daß man mir den Magen ausgepumpt und fast keine Spur von Magensäure gefunden hatte. Dr. Müller mußten die Zusammenhänge zwischen der Einverleibung von Heilerde und Magensäureproduktion in seinen literarisch ambitionierten Träumen auseinandergeraten sein.

Sanatorium H. April 1964

Der Schnee ist über Nacht verschwunden. Überall tropft, gluk-kert, sickert, rieselt es, stehen glasklare Tümpel, schmatzen die Lehmwege unter meinen Füßen, quillen die Wiesen über von Wasser und wissen nicht, wohin damit. Die Vögel sind aus ihrer Erstarrung erwacht und singen den Frühlingswind an.

Heute nachmittag kam ich mit Fräulein von Sagreb ins Gespräch. Sie ist überzart, etwas astigmatisch, hat Jura studiert und ist hier, um an Gewicht und Ausgeglichenheit zuzunehmen.

»Ich habe schon lange bemerkt, daß Sie deprimiert sind«, sagte sie. »Aber wissen Sie, lassen Sie sich nicht in Ihrer Heimatstadt davon kurieren. Irgend jemand erfährt immer davon, und dann gibt es Ärger und Peinlichkeiten. Ich habe kurz nach meinem Examen eine Agoraphobie gehabt. Ich konnte keine Straße mehr überqueren, und mir blieb nichts anderes übrig, als mich in stationäre Behandlung in der städtischen Nervenklinik zu begeben. Ich wurde auch davon geheilt, aber meine Stellung mußte ich wechseln.«

Sie trat in eine Pfütze, da sie keine Brille aufhatte, seufzte und sagte vage: »Irgendwie wird man schon durchkommen.«

Sanatorium H. April 1964

Heute habe ich eine Amsel beobachtet. Mit dünnen Beinen lief sie flink über den kurzgeschorenen, regenfeuchten Rasen. Sie verharrte regungslos, hüpfte einmal unentschlossen auf und lief dann plötzlich in einer anderen Richtung zielbewußt weiter. Jäh hielt sie inne und stieß den Schnabel in den Boden. Ein zweites hastiges Zustoßen hatte Erfolg. Etwas Rötliches, wie ein Gummiband zwischen Schnabel und Boden Gespanntes wurde sichtbar. Es dehnte sich länger, als der Vogel erneut zuschnappte und zerrte. Es wurde zu einem sich windenden Regenwurm, nun nicht mehr dünn in die Länge gezogen, sondern für einen Augenblick fett, violett glänzend sich über die kurzen Grashalme wälzend. Aber schon stieß der Schnabel wieder zu, klammerte ihn um die Mitte, so daß zu beiden Seiten die Hälften schwer und fleischig hinabhingen, und ließ ihn dann wieder los. Alles weitere geschah schneller noch als das Vorhergegangene: Stück für Stück des Wurms wurde in kurzen Abständen von dem Schnabel geschäftig und präzis zerhackt und mit einem Ruck verschlungen. Der immer weniger werdende Rest wand sich kaum noch. Die Augen der Amsel waren hart und ausdruckslos. Sie schien gesättigt zu sein, blieb, nachdem das letzte Stück der Mahlzeit verschwunden war, einen Augen-

blick wie im Nachgenuß befangen, regungslos, flog dann mit einer schwerfälligen Bewegung der Flügel auf den Ast eines Baumes und sang süß und ausdauernd.
Auch das ist die Natur, die ich zum Zwecke meiner Heilung betrachten soll.

Sanatorium H. April 1964

Warum nur mußte sich Frau Zett gestern abend im Aufenthaltsraum zu mir setzen. Während sie an einem rosa Kleidchen für eines ihrer Enkelkinder strickte, erzählte sie mir dieses und jenes aus ihrem Leben und schließlich auch, verführt von meinem geduldigen Zuhören, vom Sterben ihres Mannes vor zwanzig Jahren. Ein langsames Sterben, ein gegenseitiges Nichteingestehen dessen, was man doch genau wußte, ein Sterben, das jeden die Tränen der Verzweiflung für sich allein weinen ließ, um den anderen nicht zu behelligen. Eine Tragödie der schleichenden Trennung, des etappenhaften Abschieds. Kein wehmütiges Verdämmern, sondern hellwache Ohnmacht, keine Rebellion und keine Demut, sondern gnadenloses Konfrontiertsein mit dem, was unabwendbar kommen würde: die Verwandlung jetzt noch atmender, mitteilender, liebevoller Anwesenheit in einen starren, antwortlosen Leichnam, mit dem man nichts anderes mehr tun konnte, als ihn in die Erde vergraben.
Ich glaube nicht, daß sie es in dieser Weise erzählte, denn während der ganzen Zeit hing ihr altes Gesicht zierlich und zufrieden über dem rosa Gestrickten. Aber ich sah es so. Ich muß wortlos aufgestanden und in mein Zimmer geflüchtet sein, wo ich bis in die Nacht hinein mit dem Tod eines Menschen haderte, den ich niemals gesehen habe und der vor zwanzig Jahren gestorben war.
Aber es ging ja nicht um diesen einen Mann. Ich begreife nicht mehr, wie die Menschen ihr Leben aushalten.

Sanatorium H. April 1964

Phantom der Überempfindlichen: Schlaf oder, endgültiger und darum besser, Tod.
Morgen holt mich Heinz nach Hause. Warum bin ich eigentlich so lange hier geblieben? Die ganze Familie hat sich zugeredet, daß man durchhalten muß, was man einmal angefangen hat, weil man sich sonst Vorwürfe machen würde. Ich habe durchgehalten, aber um welchen Preis. Dr. Müller hat mich eben verabschiedet. Er hat mir sogar etwas geschenkt: das Rezept für seinen Gesundheitstee.

Vielleicht könne es auch nicht schaden, meinte er, wenn ich mal einen Nervenarzt aufsuchen würde, mit endogenen Psychosen wäre nicht zu spaßen. Als er mir die Hand gab, sah er auf einmal so aus, als hätte er sich die vergangenen fünf Wochen ununterbrochen um mich Sorgen gemacht. Aber seine Rechnung geht nicht auf. Er ist allzu sparsam im Einsatz seiner Mittel, als daß eine solche einmalige Anstrengung bei anderen Patienten als alten vergeßlichen Damen etwas ausrichten könnte.

April 1964

Wir waren bei Dr. Lutter, Nervenarzt in D. Ein freundlicher alter Herr, der sich geduldig alles anhörte und mit einem Hämmerchen gegen meine Knie schlug.

»Wir wollen das nicht Psychose nennen«, sagte er begütigend, »Sie sind in einer depressiven Phase, die auch von selber ihr Ende finden würde. Aber wir sind Gott sei Dank in der Lage, sie zu kupieren. Ganz bestimmt werden Sie früher oder später geheilt.«

Er verschrieb Insidon und Aneural und absolute Ruhe.

Ich liege in Richards früherem Zimmer in der Mansarde. An der gegenüberliegenden Wand hängt in schwarzer Silhouette das Hermannsdenkmal, laubgesägt von Vetter Otto, der sich damals wünschte, auch ein Held zu werden, ohne zu ahnen, daß er einen Heldentod sterben würde, der das Wasser seiner Gedärme in russische Erde sickern ließ.

Es ist sehr still hier oben. Der Frühlingswind kommt durch das offene Fenster, weht weiße Blütenblätter aus dem Garten herein und ihren Duft, der kaum ein Duft, sondern eher eine Ahnung davon ist.

Mai 1964

Nichts tut mehr weh. Ich schlafe, werde fast nur noch zum Essen wach oder abends für zwei oder drei Stunden, liege oft im Halbschlaf. Blätterschatten und Sonnenreflexe tanzen auf dem emporgereckten Schwert des Cheruskerfürsten, machen es zu einem Spielzeug für Kinder, und Otto ist den Tod gestorben, den er sich immer gewünscht hat.

Ich werde wieder gesund werden.

Mai 1964

Ich bin in Harmonie mit mir selber. Die Harmonie eines Menschen oder eines Pantoffeltierchens, dessen Plasma keine Seele hat? Es ist paradiesisch, keine Seele zu haben. Im Spiegel sehe ich ein Gesicht, das lächelt. Wie ist es möglich, daß es mein Gesicht ist. Ein Insidon-, ein Aneuralgesicht? Wie gleichgültig.

Mai 1964

Gleichgültigkeit ist das Synonym für Frieden. Unendlich fern sind die Menschen, die verhungern und erschossen werden. Gibt es die überhaupt? Heinz kommt zum Wochenende und wundert sich über mein Lächeln. Er hält es nicht für echt, es irritiert ihn. Auch Mutter sieht mich besorgt an, wenn sie mir das Essen bringt. Aber es berührt mich nicht mehr. Bleibe ich gleichgültig, brauche ich nicht zu sterben. Aber es ist auch gleichgültig, ob ich heute nacht oder morgen oder im nächsten Jahr sterben werde. Ich weiß nicht einmal mehr, warum ich jemals gelitten habe.

Mai 1964

Ich registriere, aber ich fühle nichts. Regen rieselt seit Stunden auf die Dachpfannen. Jemand spielt die Appassionata. Beethoven kann niemals unglücklich gewesen sein. Der weinrote Teppich färbt sich schwarz, die Messingknäufe an meinem Bett werden blind. Frühlingsabend ohne Sehnsucht und ohne Unruhe, mehr will ich nicht.

Mai 1964

Die Dosierung wurde heruntergesetzt. Ich soll wieder aufstehen, aber ich will gar nicht aufstehen. In acht Tagen muß ich wieder nach B. zurück und ins Büro, mein Krankenurlaub ist bereits überschritten. Aber ich bin wieder gesund geworden.

Mai 1964

Es gelingt mir nicht, die Gleichgültigkeit wie einen Mantel anzubehalten und um mich zusammenzuschließen. Die Dosierung ist wahrscheinlich zu sehr reduziert. Ich versuche alles, um diese Reduzierung auszugleichen, lese keine Zeitungen mehr, schließe mich sofort ab, wenn von Krankheiten, Sterbefällen und anderen traurigen Ereignissen die Rede ist. Ich tue meine Arbeit, so gut ich es vermag, und es ist nicht besonders gut. »Haben Sie sich gut erholt?« fragen die Kollegen. Sie sehen so neugierig aus wie Menschen, die sich ihre Neugier nicht anmerken lassen wollen, sie aber doch nicht unterdrücken können. Ich kann es auch nicht verhindern, daß meine Gedanken immer wieder in die Vergangenheit zurückgehen, sie auseinanderfalten, Erlebnisse aufspüren, irgend etwas zu fassen versuchen, was auf meinen Zustand wie auf

eine Erfüllung gewartet hat.
Auf einem alten Foto sieht man, daß meine Backen so dick waren, daß sie die untere Hälfte der Augen verdeckten. Nachdem ich im Alter von fünf Jahren eine fast tödliche Lungenentzündung überstanden hatte, war ich auf einmal ein dünnes Kind. Richard, fünf Jahre älter als ich, schämte sich, mich zum Spielen mit auf die Straße zu nehmen. Die anderen Kinder sagten: »Paß auf, jetzt pusten wir dich um.« Später hatte ich den Drang, mich in Bildern auszusprechen. Aus den blauen Ozeanen meines Schulatlanten blicken dem Nachschlagenden bleistiftgezeichnete Seeungeheuer entgegen. Die gelben Wüsten bevölkern kleine Neger und Kakteen, hier und da auch ein stilisierter Löwe. Die Ränder meiner Chemie- und Biologiebücher verzieren Ornamente, Säulen, Schlangen, allerlei anderes Getier, bärtige Männerköpfe und Mädchenprofile mit griechischen Nasen. Es sind auch noch Heftseiten vorhanden, auf denen mit Buntstift seltsame, in Einmachgläsern hockende, aus Kochtöpfen und Bratpfannen ragende, in Seltersflaschen eingeschlossene Gestalten gemalt sind, die den Unterschriften nach die Eingemachten, die Gebratenen, die Versprudelten darstellen. Diese bunten Blätter waren Produkte einer Gemeinschaftsarbeit mit Marianne. Wir stachelten uns gegenseitig zu wachsendem Ideenreichtum auf, indem wir unter Hinzufügung immer neuer Details die Blätter zwischen uns hin und her schoben, vergaßen vollkommen, daß wir eigentlich zuhören mußten, wie Gleichungen mit zwei Unbekannten gelöst wurden. Es waren Stunden des tiefen freundschaftlichen Einverständnisses, der Bestätigung unserer sich auf viele andere Gebiete erstreckenden Wahlverwandtschaft. Wir breiteten nachmittags überwältigende Schätze voreinander aus, die jeder für sich gefunden und geborgen hatte, um sie mit dem anderen zu teilen. Schätze wie der lateinische Satz ›Requiem eternam dona eis, Domine‹. Wir ließen ihn auf unseren Zungen zergehen und wie Wein zu Kopfe steigen, noch ehe wir die erste Lateinstunde hinter uns gebracht hatten. Oder das Präludium Nr. 22 aus Bachs ›Wohltemperiertem Klavier‹, das wir uns im Piano und Fortissimo vorspielten, choralartig mit Pedal, im Stakkato ohne Pedal, laut und voll wie eine Orgel, dünn und metallisch wie ein Cembalo, zu welchem Zweck wir Heftzwecken in die Filzhämmerchen des Klaviers gedrückt hatten. Wir lernten Passagen aus *Romeo und Julia* auswendig, in englischer Sprache, und entzückt über den fremden Klang, fielen wir uns in die Arme. Marianne als Romeo, weil sie drei Zentimeter größer war und noch keinen Busenansatz hatte. In dieses Romeos

Armen, der mit hohem Wuchs und kastanienbraunen Locken und graugrünen Augen schöner war als alle Jünglinge, die ich kannte, dessen Stimme durch die englische Sprache und die langanhaltende Heiserkeit einer Erkältung verfremdet war, in Mariannes und doch nicht Mariannes Armen, erschrak ich zum ersten Mal vor der Macht, die die bloße Nähe eines Menschen über mich gewinnen konnte. Auf diese und andere weniger ernsthafte, manchmal auch recht alberne Weise liefen wir neben der Schule her, waren ziemlich mittelmäßig, nur im Sport unschlagbar, waren leichtsinnig und großzügig, machten niemals Schularbeiten, es sei denn in der großen Pause auf dem Schulhof. Kleider waren uns gleichgültig, solange sie nicht auf der Haut kratzten, am Hals zu eng oder sonstwie unbequem waren. Wir schufen uns unsere Kleider von innen heraus und trugen sie, die in ihrer Unsichtbarkeit viel schöner waren als die wirklichen, mit kindlicher Würde und Protzerei. Nur unsere Schlußballkleider wurden auf einmal wichtig, weil unsere Mütter sehr viel Wesens darum machten und wir Gelegenheit bekamen, auf zwei fast zwillingshafte Gestalten in ungewohnter teerosenfarbener Festlichkeit und Hoheit im grünen Licht eines Spiegels zu starren, verwirrt, neugierig, betroffen, als sähen wir uns nach einem langen Leben zum ersten Mal. Das war 1940, als der Krieg angefangen hatte, langsam, aber zuverlässig alle Blütenträume junger Mädchen zu zerstören.

Mai 1964

Brief an Andrew, daß ich ihn Mitte Juli, wenn er nach Deutschland kommt, wiedersehen möchte. Ich muß ihn wiedersehen. Ich muß wissen, ob sein Blick noch einmal die Macht hat, mich wie ein Schwert in zwei Hälften zu spalten oder ob ich nur in zwei traurige oder auch erwartungsvolle Augen sehe. Wer könnte einer solchen Aussicht widerstehen? Vielleicht gibt mir diese Begegnung nach fünf Jahren irgendeinen Aufschluß über mich selbst, über irgend etwas, was mit meinem Zustand zu tun hat. Vielleicht gelingt es Andrew, mich aus ihm herauszureißen.

Juni 1964

Heinz hätte eine bessere, das heißt unkompliziertere, fröhlichere und dankbarere Frau verdient, als ich es bin und jemals sein kann. Und wie wenig bin ich ihm gerecht geworden, während ich Andrew verfallen war. Wie erschreckend war das Verblassen des Menschen, der neben mir lebte, diese ungewollte und dennoch

perfide Nichtachtung seiner Gegenwart und seiner Bemühungen, dieses gänzliche Auslöschen aller Gemeinsamkeiten.
Ich hätte nicht an Andrew schreiben sollen. Es besteht keine Notwendigkeit, ihn wiederzusehen, kein innerer Zwang, nicht einmal Verlangen oder Liebe. Nur ein Rest von Hoffnung auf irgendeine Veränderung des jetzigen Zustandes.

Juni 1964

Man braucht sich in den meisten Fällen nur in der Familie umzusehen, um Spuren zu finden, die zur Krankheit eines Menschen führen. In unserer Familie gibt es keine solche Spur.
Sie waren alle recht durchschnittlich und normal, meine Vorfahren. Die Frauen waren gottesfürchtig und dem Manne gehorsam, wie das früher unter guten Bürgern so üblich war, die Männer selbstherrlich, etwas starrsinnig, die meisten fleißig und mit gutem Sinn fürs kleinliche Geldansammeln begabt.
Der Großvater mütterlicherseits war despotisch und eigenbrötlerisch. Er las, obwohl ein bienenfleißiger Geschäftsmann, nachts seinen geliebten Schopenhauer, der seine Verachtung für das Weibervolk nährte. ›Der Mensch lebt zwischen Not und Langeweile‹, war einer seiner Lieblingssprüche. Immerhin, Großvater Friedrich starb nicht auf dem freiwilligen Weg ins Nirwana, sondern an einem Gehirnschlag, weil sich sein eifrig angesammeltes Vermögen in der Inflation zu Luft auflöste. Seine Frau Amanda war ein Muster an Bescheidenheit und Güte und trug in schlichter Beschränktheit ihren Namen wie ein viel zu großes Kleid. Ihre stille Heiterkeit war auch durch grausame Enkelscherze nicht zu zerstören. Noch kurz ehe sie mit vierundachtzig Jahren sanft entschlief, sang sie zittrig, was sie ihr ganzes Leben hindurch gesungen hatte: »Ach, ich bin zufrieden.« Und sie dachte immer, andere wären es auch.
Opa Karl väterlicherseits war leitendes Mitglied im Kriegerverein, was fast alles über sein Leben besagt. An seinem Geburtstag kam die Sippe zusammen, ein ausgedehntes Freßgelage wurde veranstaltet. Die Frauen standen morgens alle in der Küche und rissen sich erhitzt die Löffel aus den Händen. Nur Mutter versuchte sich zu drücken, aber sie wurde unerbittlich an ihren Platz verwiesen. Die Männer saßen aufrecht im Wohnzimmer, rauchten, sprachen würdig, stellten etwas dar und warteten auf die kommenden Genüsse. Wir Kinder waren meist damit beschäftigt, Untaten auszubrüten. Manchmal malten wir uns nur wollüstig etwas aus, wenn aber Vetter Otto dabei war, wurde es mit unerschütterlicher

Gradlinigkeit in die Tat umgesetzt. Wir wurden alle von den jeweils zuständigen Eltern dafür verdroschen, die Mädchen etwas weniger. Nachmittags überfraßen wir uns an Kuchen und Schlagsahne, und abends kämpften wir in der Eisenbahn mit schaukelnder, hinterlistiger Übelkeit. Man hätte uns Kindern ein Schild umhängen können: Für ein Durchschnittsleben angefertigt. Otto machte eine Ausnahme durch seinen frühen Tod in Rußland. Aber der war zu jener Zeit ja auch schon ein Durchschnittsschicksal geworden.

Sie waren alle mäßig und mittelmäßig, im Alkohol- und Nikotinkonsum und auch im Kinderzeugen. Sie liebten ihre Familie und ihre Skatbrüder. Sie glaubten ans Vaterland, an eine Belohnung für Gottesfurcht und Redlichkeit und Fleiß. Sie waren rheinisch-westfälisch, evangelisch, nicht arm und nicht reich. Sie hießen Karl und Wilhelm und Friedrich und Anna und Henriette und Luise. Außer Amanda sprengte nichts den Rahmen ihrer biederen Namensfantasie. Was sie von Gott hielten, weiß ich nicht genau. Es muß für sie eine Art überdimensionaler Kaiser Wilhelm gewesen sein, mit Christus als Adjutanten. Hier und da, ehe der Krieg ausbrach, gab es ein Aufflackern von führergläubigem Nationalsozialismus, den man wohl für eine aufgefrischte Version des Deutschnationalen hielt.

Es ist alles sehr unergiebig. Kein Selbstmord, niemand in der Trinkerheilanstalt, keine Depressionen, keine Exzesse, nichts Kriminelles, kein Zeuge Jehovas, normale Krankheiten, normale Lebensläufe, die übliche Anzahl von Toten in den beiden Weltkriegen, nichts Dekadentes, nur ein einziges uneheliches Kind und nicht einmal eine kleine Unterschlagung. Nichts, aber auch nichts zu finden.

Nur Onkel Wilhelm verfiel auf einmal der Ludendorff-Bewegung und wurde ein fanatischer Anhänger, was ohne Zweifel darauf schließen läßt, daß er nicht ganz normal war. Er versuchte mittels kleiner Broschüren, die *Am Heiligen Quell Deutscher Kraft* hießen, die Verwandtschaft ins Ludendorffsche Schlepptau zu nehmen. Man fand auch Gefallen an Sprüchen wie ›Der Deutsche Wald ist unser Dom‹, ohne sich etwas Unchristliches dabei zu denken. Und die zehn Ludendorffschen Gebote, deren erstes hieß ›Sei deutsch‹, wurden auch nicht für übel gehalten. Für Mathilde Ludendorffs dunkelgermanische, mythosgeladene Diktion jedoch hatten sie nicht genug Feingefühl, was Onkel Wilhelm äußerst erboste.

Aber was soll das alles? Onkel Wilhelm war nur angeheiratet. Und das kleine Quentchen Schopenhauer bei Großvater Friedrich kann sich doch unmöglich derartig aufgebläht haben.

Juni 1964

Die Arbeit im Büro fällt mir sehr schwer. Die Unbeschwertheit, mit der ich früher Verantwortung trug, ist mir abhanden gekommen. Der Anspruch, daß nicht ein einziger Fehler unterlaufen darf, bedrückt mich und überfordert meine ohnehin verminderte geistige Aufnahmefähigkeit. Oft denke ich dumpf über einen Sinnzusammenhang nach, der sich mir nicht erschließt, obwohl ich weiß, daß er sich erschließen müßte, lese über Sätze hinweg, ohne sie aufgenommen zu haben, fange wieder von vorne an, bin nicht fähig, das Ende eines Gedankenganges mit seinem Anfang zu verknüpfen. Teile bilden kein Mosaik mehr. Bilder bleiben starr und verweigern ihren Ursprung und ihre Zusammensetzung.
Vielleicht die Folge von Insidon und Melival? Dabei keine ausgesprochenen Depressionen mehr, aber immer das Gefühl, auf einer dünnen Eisschicht zu gehen. Ich muß sehr leicht auftreten, und man darf mir nicht einmal eine Hand auf die Schulter legen.

Juni 1964

Ich glaube, in meinen Händen ist mein Schicksal inkarniert. Sie sind weder kraftvoll, zupackend, männlich, noch sind sie weiblich zart oder schön. Die Finger sind knochig und länger als der Handrücken, die ganze Hand ist völlig fettlos, überschmal, sehnig. Die Hände passen so wenig zu Gestalt und Gesicht, als hätte man sie von einem nervösen Jungen genommen und mir angefügt. Und doch gehören sie mehr zu mir als alles andere. Die Fingerspitzen haben ein Tastgefühl, das sonst vielleicht nur Blinde haben. Jedes Erschrecken zuckt zuerst in den Händen auf. Manchmal habe ich das Gefühl, meine Seele sitzt in ihnen. Sie sahen schon immer etwas gequält aus. Auch die Nebenwirkungen der Medikamente machen sich kaum im Gang bemerkbar, er ist schnell und weit ausgreifend wie immer. Aber die Hände zittern, sind unruhig, verkrampft, oft auch schlaff und leblos.

Juni 1964

Heinz hat einen Wellensittich gekauft, um mich aufzuheitern. Er dachte dabei wahrscheinlich an das türkisfarbene Geschöpf, das ich vor vielen Jahren zähmte, das Coco hieß und, während ich an meiner Dissertation schrieb, anmutig wie ein kleiner Ballettänzer

über den Schreibtisch lief und mit wollüstig geschlossenen Augen an meinen Heftseiten knabberte, als wären es zarte Salatblätter.
»Wellensittiche sind die Clowns unter den Vögeln«, sagte Heinz, während ich das grüngelbe Geschöpf betrachtete, mit wachsendem Entsetzen, weil mir eine neue Aufgabe gestellt wurde, weil ich dieser Aufgabe nicht gewachsen sein würde, weil ich nicht mehr imstande sein würde, die Angst dieses Geschöpfes vor dem Menschen zu überwinden. Es saß dünn, mit eng angelegtem Gefieder auf der Stange, nach hinten gelehnt, als wollte es rückwärts hinunterfallen, um der Bedrohung von vorn zu entgehen. In seiner Brust klopfte es heftig vor Angst und vor Erinnerung an die Hand, die es im Laden gepackt und in einen Karton gesperrt hatte. Seine schwarzen Augen versuchten benommen und vergeblich, sich an die fremde Umwelt anzupassen.
»Coco«, sagte Heinz. Aber es ist nicht Coco. Nicht einmal ein Tier kann man mit einem Namen in das verwandeln, was einmal war. Dieser Vogel wird niemals auf meinen Finger geflogen kommen, wenn ich das Zimmer betrete, und annehmen, daß ich ein anderer großer Wellensittich bin. Ich werde immer ein merkwürdiger Gegenstand sein, mit Bewegungen, die erschrecken, mit einer Stimme, die immer fremd bleiben wird. Coco ist tot, er gehörte einem anderen Leben an. Das salatgrüne Geschöpf wird Julchen heißen, und ich weiß nicht, wie ich ihm das Leben angenehm oder doch wenigstens so gestalten soll, daß es nicht in ständiger Angst und Einsamkeit dahinvegetieren wird.

Juni 1964

Es ist merkwürdig, daß ein solches etwa vierzig Gramm wiegendes Tier eine Seele haben soll. Aber es hat eine Seele, daran ist nicht zu zweifeln, wenn man das Vorhandensein von Angst und Verlassenheit als Seele bezeichnen will. Das vierzig Gramm wiegende grüne Julchen, das nichts von sich selber weiß, stellt Ansprüche: Es will nicht einsam sein, es will eine fröhliche Existenz, mit Antworten und Gemeinsamkeiten, mit Schnabelhieben, mit Geschrei und Gezeter, mit gesunder Aufregung, mit Futterneid und sanftem Geschnäbel. Und wenn es das nicht sein kann, mit menschlichen Lauten und menschlicher Wärme, die über die Einsamkeit hinweghelfen.

Juni 1964

Du denkst zuviel. Das haben sie immer schon zu mir gesagt, Vater, Mutter, Richard und später Heinz. Was tut man, um nicht mehr so

viel zu denken? Wie schaltet man das Denken ab? – Aber es liegt gar nicht am Denken.
Warum sagen sie nicht: du fühlst zuviel? Ich denke nichts anderes als das, was ich schon immer gedacht habe. Ich weiß nichts anderes als das, was ich schon immer gewußt habe. Aber ich bin in einen fatalen Zustand der Vergegenwärtigung geraten, die die tröstlichen Distanzen aufhebt, die Vergeßlichkeiten, die gesunde Beschränkung auf das eigene Leben. Es betrifft mich alles. Aber ich bin nicht fähig, diesem Betroffensein mit irgendeiner Form des Handelns zu begegnen. Ich kann mich nicht damit erlösen, daß ich Kranke pflege oder für die Caritas sammle oder zu Heinz und Mutter Elfriede besonders gut bin. Jeder normale Mensch kann mir den Vorwurf machen: Warum tust du nicht etwas?
Es ist zu spät. Ich bin gelähmt.

Juni 1964

Ich habe nicht einmal mehr Angst davor, Andrew wiederzusehen. Auch keine Erwartung oder Hoffnung habe ich. Andrew ist ein Amerikaner, den ich aus unerfindlichem Grund einmal geliebt habe. Vielleicht weil er ein so merkwürdiges, mühsames Deutsch sprach oder weil er mich an die unzerbrechlichen Helden der Hollywood-Filme erinnerte. Oder weil er Pfeife rauchte und sanfte, strahlende Augen hatte, wenn er lächelte.
Habe ich ein Klischee geliebt? – Er weiß nicht, wie ich bin, wenn ich Depressionen habe. Und wenn er das nicht weiß, was kann er dann noch für mich bedeuten.
Depressionen waren nicht einbegriffen in unserer Liebe. Wohl der Tod, wir haben oft davon gesprochen. Aber Depressionen machen alt, sie langweilen denjenigen, der sie nicht hat. Sie schlagen die Begierde tot und die Überschwenglichkeit der Gefühle. Sie morden die bedeutungsvollen Mondaufgänge, die sehnsuchtsträchtigen Blicke, die atemlosen Geständnisse, die behutsamen Gesten, die scheinheilige Ewigkeit in einer einzigen Minute.
Depressionen sind nicht nur der Liebe, sondern auch der Erinnerung Tod. Eigentlich sind nur die Ringe der Schlaflosigkeit, die der Mann aus Amerika am Morgen des Abschieds um die Augen trug, davon übriggeblieben. Und er glaubte an Gott. Welcher Mann, der an Gott glaubt, hat mir noch irgend etwas zu sagen?

Juni 1964

Julchen sitzt auf immer ein und derselben Stange, mit hellgelbem Kopf, selten aufgeplustert, meistens dünn, sieht mit jettschwarzen

Augen verständnislos vor sich hin, ist ein lebendiger Vorwurf, spricht von Verlassenheit und Angst, ohne zu sprechen, macht ab und zu eine hilflose kleine Verbeugung vor der Röhre aus Plexiglas, die das Futter nachliefert, zieht eine unordentliche Feder durch den Schnabel, läßt erschrocken davon ab, als wäre die Besinnung auf sein Schicksal plötzlich wieder da.

Juni 1964

Dr. Henrich hat in seiner unbeirrbaren Art wieder einmal festgestellt, daß es mir später einmal sehr gut gehen werde. Woher nimmt er diese Voraussicht, die in ihrer anspruchsvollen Irrationalität so gar nicht mit dem vorsichtigen Vokabular eines Internisten übereinstimmt? Überdies stehen seine sonstigen Äußerungen im Gegensatz dazu. Sie sind eher nüchtern, jenes verschwommenen Wohlwollens gänzlich bar, dem man bei manchen Vertretern der älteren Ärztegeneration begegnet, sind sehr sachbezogen, sehr bestimmt. Bestimmtheit liegt allerdings auch in dem Ton, mit dem er diese haltlose Voraussage ausspricht, meist wenn er mir die Hand gibt, um mich zu verabschieden. Graue, verläßliche Augen sehen mich durch eine Hornbrille an. Sie haben nichts Beschwörendes oder Visionäres an sich. Es könnte eher sein, daß er diesen seinen Ausspruch mit seinem Gewissen konstruiert hat, mit seinem christlichen Gewissen, das ihm befiehlt, mir, seinem Nächsten, in einer schwierigen Lage mit anderen Mitteln beizustehen, als sie einem Internisten gewöhnlich geboten scheinen. Vielleicht rechnet er mit der Suggestion, die in der unbeirrten Wiederholung eines solchen Ausspruchs liegt. Obwohl ich jedesmal einen Anflug von Ärger verspüre, weil er glaubt, mich mit einer derart simplen Methode beeinflussen zu können, hat er sich doch nicht ganz verrechnet: Ich fühle mich etwas besser, wenigstens für eine halbe Stunde.

Juni 1964

Als Mutter heute morgen durchs Telefon sagte, daß Dr. Lutter über Nacht gestorben ist, glaubte ich, in einen schwarzen, bodenlosen Schacht zu fallen. Es ist viel schlimmer, als wenn ich einen Vater verloren hätte, obwohl ich nur dreimal bei ihm war. Ohne Vater kann man leben, aber nicht ohne einen Menschen, der sich wenigstens von Berufs wegen vorstellen kann, wie einem zumute ist.

Ich muß einen anderen Nervenarzt finden. Heinz scheint das nicht für nötig zu halten. Auch der gewissenhafte, kluge Dr.

Henrich ist nicht imstande, sich vorzustellen, wie es in mir aussieht. Es wird von Tag zu Tag schwerer, sich verständlich zu machen. Oft glaube ich, statt der Worte kommen mir Luftblasen aus dem Mund. Ich schreie, wie so oft in meinen letzten Träumen, lautlos. Sie leben alle um mich herum, die ich beschwören will, etwas zu tun, weil ich selber nichts mehr für mich tun kann. Sie hören nichts. Sie haben viel Zeit, sind etwas besorgt, aber sonst ganz gelassen. Sie sind mir schließlich zugetan, wollen nur das Beste und lächeln freundlich.

Juli 1964

Seit etwa zehn Tagen lächelt Heinz nicht mehr freundlich.
Beginnt meine Krankheit für ihn unerträglich zu werden? Er sieht mich an, als hätte ich einen Mord begangen. Gestern abend hatten seine grauen Augen plötzlich einen Stich ins Grüne, vielleicht lag es am Küchenlicht. Er sagte: »Ich glaube dir nichts mehr.« Kaltes, unreifes, feindliches Grün. Nur eine Sekunde lang, aber es reichte, um meinen Magen für eine Nacht durcheinanderzubringen.

Juli 1964

Das Entsetzliche, Sinnlose ist geschehen: Heinz hat alles über Andrew und mich erfahren. Was ich sechs Jahre lang verheimlicht habe, was ich schon im langsam zersetzenden Grab der Vergangenheit aufgehoben glaubte, liegt offen vor ihm dar. Man hat Andrew und mich damals überwacht, unsere Gespräche, unsere Begegnungen aufgezeichnet, man hat uns fotografiert, belauscht, verfolgt, man hat unsere Briefe geöffnet. Man hat alles das getan, von dem ich glaubte, daß nur Romanautoren es zur Unterhaltung gelangweilter Leser ausbrüten könnten. Man hat Heinz nahegelegt, Andrews Rückkehr nach Deutschland und damit unsere Wiederbegegnung zu verhindern. Irgend jemand hat ein Interesse daran, jemand, der Andrew feindlich gesinnt ist, der ihn haßt, der seine Karriere zerstören will, der gewartet hat wie eine Spinne in ihrem tödlichen Netz. Ich begreife nur nicht, warum er bis jetzt gewartet hat.
Die dünne Eisschicht, auf der ich gegangen bin, ist eingebrochen. Eine bleierne Hand drückt mich in die Tiefe.

Juli 1964

Ich habe alles gestanden. Heinz ist zu einem Richter geworden, zu einem Inquisitor, der alles aus mir herausholt, was er ohnehin schon weiß. Und es ist keine dunkle verschwommene Tiefe, in die ich eingebrochen bin. Es ist grelles Licht. Ein Scheinwerfer ist auf mich gerichtet, um auch das Letzte aus mir herauszuholen. Was war am 19. September 1958? Was hat er gesagt? Was hast du gesagt? Wo seid ihr gewesen? Was habt ihr dann gemacht? Er schreibt an Andrew, um uns alle zu vernichten. Habe ich geahnt, was kommen würde? Oder warum haben diese Depressionen angefangen, noch ehe ich von diesen Verhören wußte?

Juli 1964

Hitze, Inquisition, Betäubung durch Alkohol. Aber ich sollte kein Selbstmitleid haben. Das, was ich vor sechs Jahren getan habe, wird von einer anonymen Macht aufgerechnet. Bezahlung wird verlangt. Hätte ich nur mehr Kraft und Würde zum Bezahlen. Andrew hat postwendend geschrieben, daß er natürlich auf jedes Wiedersehen verzichtet. Außerdem hat er versucht, alles abzuschwächen, er hat Angst um seine Ehe, seine Karriere. Das hat Heinz noch mehr in Wut gebracht. Ein Unschuldiger muß mitbezahlen. Alles, was meine armselige Existenz noch ausmacht, würde ich dafür geben, daß Heinz nicht mitbezahlen muß.

abends

Es ist nichts mehr von dem übrig, was jemals mein Leben bestimmt hat; keine Selbstachtung, keine metaphysischen Gedankengänge, keine Liebe zu irgend jemand oder irgend etwas. Die Uhr ist noch da, mit dem Zifferblatt und dem Zeiger, der die Zeit vernichtet.

Juli 1964

Ein verklärtes, leidenschaftliches Stück Leben, das nur Andrew und ich zu kennen glaubten, das wir angstvoll und doch triumphierend verborgen hielten, selbst das Geheimnis der geflüsterten Worte und der vielsagenden Blicke, es hielt nicht stand, es gehört nicht mehr uns. Es hat uns niemals gehört. Fremde Augen und Ohren, durch technische Apparatur verfeinert, haben es betastet, behorcht, verzerrt, in den Dreck gezogen. Insekten mit riesigen Fühlern, für deren Gegenwart wir blind waren, haben uns eingekreist, sie haben unsere Worte, unsere Blicke, unsere Umarmungen zu Gift verarbeitet, das sie nun aus nadelspitzen Düsen verspritzen.

Juli 1964

Heinz ist versteinert, er sieht mich an wie einen fremden Gegenstand, überlegt, was er mit ihm tun soll. Ich weiß nicht einmal, ob er abends nach Hause kommt.

abends

Wie unzulänglich sind alle Worte, um diese Qual zu beschreiben. Man müßte ein neues Wort dafür erfinden. Man müßte das Wesen, das ich bin, das sich hinlegen und nur noch laut schreien möchte, mit einem Siegel aus schwarzem Blut behängen, um es zu bezeichnen. Aber warum überhaupt noch etwas bezeichnen, was nicht mehr zu bezeichnen ist.

Juli 1964

Langsam werde ich vernichtet, bis in die Haarwurzeln, bis in die Fingernägel hinein. Ich habe nichts mehr dagegen, vernichtet zu werden, aber es darf nicht so langsam geschehen.

Juli 1964

So muß jemandem zumute sein, der jahrelang Rauschgift genommen hat und dem es nun entzogen wird. Ich möchte meinen Kopf gegen die Wand schlagen. Aber ich selber habe nicht die Kraft dazu. Jemand anderes müßte es tun.
Weil ich glaubte, daß mir elender nicht werden könnte, habe ich Kirschwasser getrunken. Aber mir wurde doch noch elender.

Juli 1964

Ich sehne mich danach, geisteskrank zu sein, in einem Irrenhaus in der Ecke zu sitzen und mit Bauklötzen zu spielen und die Suppe auf meinen Schlabberlatz zu sabbern. Lieber möchte ich natürlich tot sein.

nachts

Dr. Henrich war heute abend wieder da. Er sieht hilflos aus, sagte, er hätte mit dem Nervenarzt gesprochen und hat mir eine Spritze gegeben.
Sie scheint nicht gewirkt zu haben. Mein Heft verstecke ich unter der Matratze. Ich habe keinen Willen, keine Tapferkeit, keine Vernunft mehr. Ich bestehe nur aus Angst vor der nächsten halben Stunde und dann der nächsten und dann der nächsten.

Juli 1964

Heinz ist im Büro. Ich bin stundenlang allein. Manchmal schleppe ich mich ins Badezimmer und halte meinen Kopf und meine Handgelenke unter den kalten Kran. Vor einer halben Stunde habe ich zwei Becher Melival getrunken, bin jetzt etwas ruhiger. Noch zwei Tage werde ich es aushalten, dann gehe ich zu der Ecke, wo die Lastwagen vorbeifahren. Ich werde nachher platt sein wie der Mann in dem Witz mit der Dampfwalze, der im Krankenhaus von Zimmer 32 bis 35 lag.

Juli 1964

Ich bin vergiftet, ich habe Arsen oder sonst was im Blut. Richard anrufen? Frau Dahn anrufen? Dr. Henrich anrufen? Heinz anrufen hat keinen Zweck. Er betrachtet diesen Zustand ja schon seit vielen Abenden mit kaltem Stumpfsinn. Ich müßte eigentlich schon längst tot sein. So lange dauern Agonien doch gewöhnlich nicht.

Juli 1964

Heinz hat nichts gegen Andrew unternommen. Er ist kein Mensch, der Trost in der Rache findet. Andrew müßte also jetzt in Deutschland sein. Aber es ist ganz gleichgültig. Was sollte er mit dem halbzertretenen Käfer, der ich bin, anfangen? Was soll Heinz noch damit anfangen? Man sollte die Barmherzigkeit haben und ihn tot machen.

Juli 1964

Kirschwasser, Zigaretten, Melival, Insidon, Librium. Ich bin dabei, mich selbst zu vernichten. Ich bin nicht mehr ich.

III

Privatklinik T. August 1964

Wann hat mich Heinz hierher gebracht? Irgendein Arzt, ein schmaler blonder Mensch mit aufmerksamen Augen, hat mir zu Hause eine Spritze gegeben. Sie sollte mich beruhigen, aber sie hatte meinen Unterkiefer gelähmt. Er hing wie ein Balkon aus Zement an meinem Gesicht. Meine Zunge war dick und schwer und wollte nicht in meinem Mund bleiben. Ich lallte wie eine Betrunkene, wenn ich etwas sagen sollte.

Wir fuhren mit unserem Auto durch bekannte Straßen, durch gleichgültige Alleen, am bleigrauen Gasbehälter von B. vorbei. Häuser, Plätze, Kirchen waren deutlicher als sonst, sie waren ganz und gar sie selbst, als hätten sie jegliche Beziehungen zu mir abgebrochen, und sie bestanden darauf, von nun an ohne mich zu sein. Vor mir im Auto auf der Ablage lag ein weißer Sommerhandschuh. Er lag anmutig, aber abweisend da. Auch er gehörte in eine Welt, die nicht mehr die meine war. Ich nahm ihn in meine Hände, um mich daran festzuhalten. Ich sah dann, wie Heinz vor einer geschlossenen Bahnschranke auf meinen Mund mit der bleiernen Zunge blickte, und hörte ihn sagen:

»Der alte Gott lebt noch.«

Der menschliche, gütige Heinz, den ich seit vierzehn Jahren kannte und den ich nun nicht mehr kenne, wollte mir den Rest geben. Aber leider war es nicht der Rest. Man stirbt nicht an solchen Aussprüchen.

Ich habe noch deutliche, aber unzusammenhängende Erinnerungen von unserer Ankunft vor einem großen, weißen Haus, von einem sehr kleinen Bauernhaus daneben, aus dessen geöffneten Fenstern alte Frauen auf uns und unser Auto starrten, von einem riesigen Raum mit bräunlichen Gemälden und Sesseln von abgenutztem, rotem Plüsch, von einer Schwester mit teigigem Gesicht, die sofort auf meine heraushängende Zunge blickte und sorgsam Abstand von mir hielt, von einem großen, hochgelegenen Raum mit zwei Betten, der wie ein sehr fremdes Wohnzimmer war, von einem Blick auf einen Park, in dem ein schwarz-weißes Tier im Sonnenglast stand.

Im Spiegel über dem Waschbecken sah ich ein Gesicht, das wie eine Dämonenfratze primitiver Völker aussah. Es war starr und weiß. Eine dunkle Zunge wölbte sich heraus und versuchte zukkend, wieder in den Mund zu gelangen.

Wir blieben lange Zeit allein, ohne etwas zu sprechen. Heinz' Gegenwart war wie die eines Feindes, dem es nicht gelungen war, mich zu töten, der mich nun loswerden wollte, gleich wohin und an wen, aber um jeden Preis. Der Wunsch, von mir befreit zu sein, war alles, was ihm noch geblieben war. Dann kam der Arzt mit zwei Schwestern. Er starrte auf mein Gesicht und blieb etwa drei Meter entfernt von mir stehen.

»Sind Sie von einem Hund gebissen worden?«

»Nein, meine Frau ist überhaupt nicht mit einem Hund in Berührung gekommen.«

Der Arzt sagte nichts und kam vorsichtig näher. Unter seinem Kittel trug er einen Rollkragenpullover. Er sah aus wie ein Mann, der nur darum Arzt ist, weil er keine Bäume fällen und Felder umpflügen darf. Aber seine Stimme war sanft und salbungsvoll.

»Sie brauchen Ruhe.«

»Nun tun Sie doch endlich etwas«, lallte ich verzweifelt.

»Sie brauchen Ruhe, und ich werde Ihnen diese Ruhe geben.«

Nun gab es nur noch diesen unbekannten Menschen in Kittel und Rollkragenpullover für mich, alles andere zog sich in einen Hintergrund zurück, in dem schon alle Konturen ausgelöscht und alle Bedeutungen vernichtet waren.

Einige Tage später erwachte ich aus dem Tiefschlaf. Ich mußte inzwischen Nahrung aufgenommen und Verdauung gehabt haben, aber ich weiß nichts mehr davon. Meine Zunge und mein Gesicht waren wieder normal. Meine erste Mahlzeit bei vollem Bewußtsein bestand aus Käsebroten und eingemachten Pflaumen. Ich aß sie, im Bett sitzend, noch dumpf und betäubt. Es muß Nachmittag gewesen sein. Eines der Fenster stand offen und ließ ein anhaltendes Hämmern herein. Das andere Bett war leer. Ich hatte mich wieder flach hingelegt, als ein Mann in einem blauen Drillichanzug das Zimmer betrat. Schweigend machte er sich an den beiden Fenstern zu schaffen. Später sah ich, daß er Vorhängeschlösser angebracht hatte. Ich versuchte aufzustehen, um mich zu waschen, gab den Versuch aber sofort wieder auf, nachdem ich, Dunkelheit vor meinen Augen und jeden Orientierungssinn verlierend, gegen die Bettkante gefallen war. Als ich an einem Vormittag wieder erwachte, stand der Arzt, Dr. Hartmann, am Fußende meines Bettes mit zwei Schwestern, die Tabellen wie Gesangbücher in den Händen hielten. Sie sahen aus wie drei geschlechtslose weiße Engel ohne Flügel. Es wurde festgestellt, daß mein Blutdruck rapide gesunken war. Man konnte mir keine Schlafinjektionen mehr geben. Nur noch Traubenzucker und

Vitamine. Mit dem erlösenden Eintauchen in den Tiefschlaf war es vorbei. Und ich war doch noch lange nicht so weit, das Wachsein für längere Zeit auszuhalten.
»Ich dachte, Sie hätten die Tollwut, als ich Sie das erste Mal hier sah«, sagte Dr. Hartmann heiter.
Es folgte eine lange ausführliche Lektion über Tollwut und ihre Symptome und was er, der Dr. Hartmann, im Kampf gegen sie geleistet hatte. Es gab Beispiele und Geschichten aus der Praxis, deren Schauerlichkeit mich kaum berührte. Ich spürte, daß mein Blick starr war und mein Lächeln mühsam, daß die Höflichkeit zuzuhören immer mehr schwand. Ich sah die drei weißen Engel, der eine eifrig dozierend, die beiden anderen respektvoll lauschend, nur noch verschwommen. Ich hörte noch einige Male das Wort ›Tollwut‹. Dann war ich der Tollwut und ihren Symptomen und ihrer Bekämpfung und Dr. Hartmanns Verdiensten um die Bekämpfung der Tollwut entronnen. Tagelang lag ich nun in meinem Bett, bewegte mich kaum und dachte auch fast nichts. Manchmal, wenn die Nachmittagssonne durch die grünen Bäume vor meinen Fenstern und durch die gelben Vorhänge kam, die sich wellenartig im Hitzewind bewegten, glaubte ich, unter Wasser zu liegen. Ich wäre gern für immer so liegen geblieben, in den grünen Wellen, der goldenen Dämmerung, schmerzlos, ohne Vergangenheit, ohne Zukunft. Ab und zu hörte ich, wie laut und wütend gegen eine Tür geklopft wurde, danach eine beschwichtigende Stimme und das Geräusch, das ein im Schloß umgedrehter Schlüssel hervorbringt. Ich wunderte mich über nichts.
An einem Abend, als meine Bettlampe schon brannte, ging die Tür lautlos auf, und eine magere alte Frau in einem schwarzen Kleid, das bis auf die Füße reichte, kam herein. Ich wußte nicht, ob sie eine Ausgeburt meines noch anhaltenden Dämmerzustandes war. Die schwarze Gestalt beugte sich über mich und zeigte auf den Tisch, auf dem sich mein Bettischchen mit den Resten des Abendessens befand. Sie fragte streng:
»Ist heute Freitag? Wird hier schon geputzt?«
Ich konnte nicht antworten. Die Frau ging schweigend zum Tisch und wandelte dann langsam, schwarz und konzentriert aus dem Zimmer, ohne sich noch einmal umzusehen.
»Das ist eine von den Verkalkten«, sagte Schwester Almut, als ich sie fragte. »Wir haben noch mehr davon, manchmal werden sie unruhig, dann hauen sie gegen die Türen und wollen raus.«
Ich sah lauter schwarze Gestalten vor mir, hinter verschlossenen Türen stehend, mit knochigen Händen dagegen trommelnd. Aber

auch das war mir gleichgültig.
Doch wunderte ich mich, daß meinem Bett gegenüber die Kirche von Feininger aus unserem Wohnzimmer hing. Heinz mußte das Bild mitgebracht und hier aufgehängt haben. In Waagerechten, Senkrechten und Schrägen, geometrisch präzise strukturiert, lassen Häuserwände und ihre Schatten einen schmalen Durchblick auf das elfenbeinfarbene Seitenschiff einer Kathedrale mit langen lichtblauen Fenstern frei. Anders als der Feininger zu Hause über meinem Bett hat dieses Bild, wenn ich es jetzt betrachte, seine klare, heitere Transparenz für mich nicht ganz verloren. Ich denke an eine Stelle vor der grauweißen Kathedrale von Lincoln, wo ich einmal an einem sonnendurchstrahlten Herbstmorgen stand und nichts von Depressionen wußte. Ich sah so lange auf das Bild, bis sich meine Augen von selber schlossen. Während einer Visite betrachtete Dr. Hartmann es eingehend und fragte mißtrauisch:
»Das soll wohl eine Kirche sein?«
Heinz hat alles, was ich brauche, in eine große Tasche gepackt: Taschentücher, Nachthemden, Waschlappen und das Briefpapier, auf dem ich jetzt schreibe. Ich hoffe, daß niemand zu Hause mein Bett auseinandernimmt und mein Tagebuch findet.

Privatklinik T. August 1964

Die Zeit, die ich in jenem großen Zimmer verbrachte, war eine Enklave in der feindseligen Wirklichkeit, die jetzt wieder über mich hereinbricht und vor der ich mich fürchte.
Das Bewußtsein, daß ich meine Ehe zerstört und Heinz unglücklich gemacht hatte, war merkwürdig irreal geworden, es gehörte eigentlich nicht zu mir, sondern zu einem Menschen, der zwar einmal mit mir identisch war, den ich aber an irgendeiner Kreuzung eines dunklen Weges hinter mir gelassen hatte. Ich bestand nur aus dem einen schwer zerstörbaren Kern der Selbsterhaltung, und alles, was ihm nicht dienlich war, ließ er fallen wie störenden Ballast. So spielte sich meine Existenz in jenem großen Zimmer ab, als gäbe es keine Außenwelt. Schon der Park unterhalb der beiden Fenster war sehr weit weg. Das Knirschen von Kies, Stimmen von Menschen, die in ihm arbeiteten oder spazierengingen, manchmal auch, wenn es sehr still war, das Plätschern eines Wasserstrahls, drangen von Hitzewellen getragen zu mir herauf, aber die Unmöglichkeit, ihn zu betreten oder auch nur von einem der beiden Fenster aus auf ihn hinabzusehen, machten ihn zu einem Teil der Welt, die das Zimmer von außen umschloß, aber nicht zu durch-

dringen vermochte. Mein Dasein beschränkte sich auf die alltäglichen Verrichtungen, mit ihnen galt es den Kampf aufzunehmen: mit den Löffeln voll Suppe, die ich abzählte, mit dem Ei, dessen Weißes ich nach langer Unschlüssigkeit doch in der Schale ließ, mit dem Kakao, in dem dünne Fetzen von Milchhaut schwammen, mit der Waschschüssel am Bett, in der Wasser zu seifiger Lauge wurde, mit dem Waschlappen, der einen Seifenfilm auf der Haut zurückließ, oder wenn er zu naß war, kalte Tropfen den Rücken hinunterlaufen ließ, mit der Unfähigkeit, auf der Bettpfanne Verdauung zu haben, mit ihrem kalten, scharfen Metall, das an brüchigen Stellen in mein von den Spritzen angeschwollenes Fleisch schnitt. Mittagshitze und Abendschwüle legten sich wie mit heißem Wasser vollgesogene Handtücher über mein Gesicht und drohten mich zu ersticken, wenn ich nicht gleichmäßig und tief Atem holte. In die durch den rapide gesunkenen Blutdruck verursachten Schwindelanfälle drangen die Stimmen der Schwestern im Flur, der Gong im Eßzimmer, der Schlag der Kirchturmuhr wie Elektronenmusik, deren verzerrter Drohung ich mich nicht überlassen durfte. Mein Bett war ein schwankendes Schiff, das in einem lautlosen Orkan aufrecht gehalten werden mußte, und es galt, die Schwestern anzulächeln und ihre Namen auseinanderzuhalten, damit sie nicht gekränkt waren. Auch Dr. Hartmanns Visiten und seinem Drang zum Dozieren mußte standgehalten werden, ohne daß die Augen zufielen oder zu sehr auf seinem Bauch ruhten, der sich mit hartnäckiger Vordringlichkeit in meinen Gesichtskreis schob. Das Tapetenmuster mußte in Ordnung gehalten werden, damit sich seine Girlanden nicht verschoben und ineinander verschlangen. Ich ordnete es immer wieder von neuem, indem ich seine Linien verfolgte und sie zurechtrückte, wenn sie von ihrer vorgeschriebenen Bahn abweichen wollten. Heinz' Augen mußten aus dem Zimmer gewiesen werden, sobald er gegangen war, damit sie nicht in meinen Schlaf einbrachen. Und der Anblick der Blumen, die mir die Kollegen im Büro geschickt hatten, mußte ausgehalten werden: rote Blätterstrahlen um eine gelbe Mitte, Blütensonnen, zum baldigen Erlöschen verurteilt. Manchmal schienen sie sich zu drehen, langsam, so wie sich in Alpträumen Sonnen drehen, wenn sie untergehen.

Mir war auch sehr darum zu tun, mit den Lebensäußerungen der alten verkalkten Damen ins reine zu kommen. Hinter der Wand, an der mein Bett stand, mußten zwei von ihnen wohnen. Sie führten, vor allem in der Morgendämmerung, wenn sonst alles

still war, lange Gespräche, aber es hörte sich so an, als sprächen sie nicht miteinander. Jede Stimme hielt einen Monolog: eine gespenstische Polyphonie, die ab und zu durch einen trockenen Husten unterbrochen wurde und meistens, nach langen Passagen eintönigen Gemurmels, in ein kläglich ansteigendes Jammern der einen Stimme mündete, das sich in einem wütend hervorgestoßenen Wort überschlug. Ich glaube, das Wort war ›Kaffee‹. Es kann aber auch ein anderes Wort gewesen sein. Manchmal wurde das Jammern durch kräftige Schläge gegen die Tür akzentuiert, die durch das ganze Haus hallen mußten.
Die magere alte Frau, die schon einmal mein Zimmer aufgesucht hatte, erschien an einem Morgen wieder in einem rosaroten Bademantel, aus dessen Ärmeln ihre Hände, elfenbeinern und mit Brillanten geschmückt, hervorkamen. Sie ging, nachdem sie einen erloschenen Blick auf mich geworfen hatte, zum Waschbecken, putzte sich die Zähne mit meiner Zahnbürste, warf ihren ausgemergelten Kopf in den Nacken, gurgelte und stieß Geräusche aus wie ein balzender Wellensittich. Ich sagte mühsam und deutlich:
»Sie sind in einem falschen Zimmer.«
»Schwester Anneliese hat nichts zu sagen«, stellte die alte Frau fest. Sie ging zum Kleiderschrank, öffnete ihn und begann, meine Wäsche auseinanderzufalten. Sie legte alles säuberlich über eine Stuhllehne.
»Da ist es auch nicht«, murmelte sie, während sie in meine Manteltaschen faßte. Sie bückte sich und fuhr mit ihren Händen in meine Schuhe. Schon etwas verzweifelter wiederholte sie:
»Da ist es auch nicht.«
Eine hektische Suche begann, in deren Verlauf die alte Frau rot und schwer atmend auf dem Teppich herumkroch, Schubladen aufzog, Decken zusammenfaltete, Vasen umstülpte, Kissen schüttelte und sich schließlich mit Flecken der Erregung im Gesicht meinem Bett näherte. Ich fürchtete, daß ihre elfenbeinernen Hände unter meine Bettdecke fahren würden, um endlich zu finden, was sie suchten, war gelähmt, unfähig, mich aufzurichten, dem nun nicht mehr erloschenen, sondern fanatisch zielbewußten Blick der eisgrauen Augen etwas entgegenzusetzen. Schwester Almut machte in diesem Augenblick dem Spuk ein Ende. Die alte Frau ließ sich widerstandslos wegführen, wahrscheinlich in ein Zimmer, in dem die hektische Suche von neuem beginnen würde. Auch mit dieser Vorstellung galt es fertig zu werden.

Die ersten Schritte, die ich wieder gehen konnte, führten mich zu einem der beiden Fenster. Ich ging wie durch Sirup, der mir die Beine in klebriger Zähflüssigkeit festhielt, während der Oberkörper schon, diagonal vorgestreckt, dem Ziel zustrebte. Es war Mittag, und die Hitze stand in dem großen Rund der Bäume wie in einem grünen Behälter. Unter zwei Rotbuchen, die den Park in der Mitte an beiden Seiten flankierten, standen Sessel aus gelbgestrichenem Holz, aber niemand saß auf ihnen. Es sah alles so aus, als würde es in tausend Jahren noch genauso aussehen: Bäume und Sträucher und der Strahl des Springbrunnens in Hitze erstarrt, unfähig, sich zu bewegen, zu springen. Lebendig war nur ein Sirren in der Luft oder auch in meinen Ohren, wie von Millionen winzigen, gläsernen Flügeln erzeugt, die sich aneinander rieben. Ich mußte mich an den Möbeln festhalten, um wieder ins Bett zu gelangen. Ströme von Hitze und Schwäche durchzogen meinen Körper. Während er hinfällig auf dem Bettlaken lag, versuchte ich, mit meinen Augen an Feiningers lichtblaue Kirchenfenster zu gelangen, um mir einen Hauch von Kühle aus dem Inneren vorzustellen, von jahrhundertealtem Weihrauch, der sich wie eine dünne Patina auf die Steinwände und das dunkle Holz der Bänke niedergeschlagen haben mußte.

Sonst gab es nichts Kühles. Die Hitze atmete feuchte Schwaden aus, saugte sich mittags in Matratze und Kopfkissen fest, durchdrang die Abendschatten, lastete unbewegt während der Nacht im Raum. Sie konnte nicht aus den weitgeöffneten Fenstern, weil draußen über dem Park die Nachtluft, heiß und gesättigt, sich selbst genug war und gegen die fremde, abgestandene Hitze eine undurchdringliche Front bildete. In der Morgendämmerung, wenn das Sirren der gläsernen Flügel in meinen Ohren wieder anfing, dehnte sich die Luft draußen unter der Einwirkung der ersten roten Strahlen am Horizont und drang ins Zimmer. Wieder brach ein Tag an, an dem ich mich waschen mußte, der von Hitze und den beunruhigenden Geräuschen der verkalkten Frauen angefüllt sein würde und von Dr. Hartmanns selbstgefälliger Miene und der von der Hitze langgezogenen Betulichkeit der Schwestern.

Das ist meine Erinnerung an jenen Raum, der schräg über dem Zimmer liegen muß, in dem ich jetzt bin. Hitze und Schwäche und fiebriger Kampf mit den riesengroß erscheinenden Anforderungen des Tages. Vor allem aber Ohnmacht beim Anblick eines einmal vertraut gewesenen Gesichts in der Abenddämmerung, in das ich selbst die Züge der Entfremdung eingegraben hatte, ein Gesicht, das sich meinen Leiden verschloß, das nur darauf wartete, sich wieder abzuwenden, nachdem es sich pflichtgemäß gezeigt hatte, um sich anderen unbefleckten Dingen zuzuwenden, die nichts mehr mit mir zu tun hatten.

Privatklinik T. August 1964

Aber erst seitdem ich in diesem Zimmer bin und sich die Wirkung der Tiefschlafinjektionen verloren hat, weiß ich, daß Schwäche und Ohnmacht mir eine Gnadenfrist verschafften.

Es ist nicht mehr heiß. Nach einem Gewitter am Nachmittag, das mit schwarzen, zuckenden Flügeln und gelben Augenblitzen wie ein Raubvogel in den Park einfiel, ist es so kühl geworden, daß ich, wenn ich aufgestanden bin, mich ständig bewegen muß, um Hände und Füße warmzuhalten. Das Zimmer ist lang und schmal und läuft an der einen Seite in eine verglaste Flügeltür aus, hinter der sich ein kleiner Balkon mit einem verschnörkelten Eisengitter befindet. Vom Bett aus sehe ich, wenn die Vorhänge zugezogen sind, auf ein längliches goldgelbes Viereck mit einem Schattenkreuz. Jeden Morgen bin ich mit diesem Kreuz konfrontiert. Je nach der Beschaffenheit des Sonnenlichts steht es schwarz und scharf umrissen oder grau, mit verschimmernden Konturen im gelben Viereck der verhängten Tür. Jeden Morgen zwängt es sich drohend zwischen meine Augenlider. Mein Bewußtsein erwacht, nun nicht mehr von gewaltsam stillgelegter Nervenphysiologie verschattet, in angenehme Ohnmacht wie in dunkle Watte gebettet, sondern wie ein bloßgelegtes Organ, überempfindlich und allen schmerzhaften Einprägungen ausgeliefert. Vor allem den Einprägungen eines defekten Körpers.

Die Weisheit, daß ein kranker Körper die Seele beeinflußt und umgekehrt, ist uralt und banal. Aber wenn man diesen Vorgang an sich selber erlebt, erscheint er einem neu und unergründlich und an ein Ich gebunden, das unverwechselbar ist. Er ist nicht mehr zu verallgemeinern. Banalität wird, für einen selbst, nicht für die anderen, zum einmaligen Schicksal, dem mit Rebellion oder Resignation, mit Mut oder Verzweiflung begegnet werden kann.

In der Morgendämmerung, wenn die Schlafmittel nur noch ihre Schlacken im Körper zurückgelassen haben, wenn der Blutdruck am niedrigsten ist und die vitalen Kräfte ihren Tiefpunkt erreicht haben, fühle ich mit unumstößlicher Gewißheit, daß ich nicht mehr lange zu leben habe. In der Gegend des Sonnengeflechtes

beginnt der Tod seine zerstörerische Arbeit, und es gibt nichts, was ihn aufhalten könnte. Schon immer hat mich diese Stelle mitten im komplizierten System der Gewebe und Blutbahnen irritiert, habe ich die Irritation einmal dem Magen, einmal den Gedärmen, manchmal auch dem Herzen zugeschrieben. Man hat Blutanalysen und Röntgenaufnahmen gemacht und nichts gefunden. Dr. Henrich legte sich auf die Sammelbezeichnung ›Vegetative Dystonie‹ fest und versicherte, daß es ganz gewiß nichts Ernstliches sei, und Dr. Hartmann sprach vorgestern von einer ›Projizierung der Seele‹. Die Kluft zwischen objektivem Befund und subjektivem Befinden klafft weit auseinander. Meine Gewißheit aber hat, vor allem in den frühen Morgenstunden, die nachhaltige Überzeugungskraft des Selbsterlebten.
Es würde mich außerordentlich erleichtern, wenn ich wüßte, daß ich heute abend einschlafen und nicht mehr erwachen würde. Einen anderen vordringlicheren Wunsch habe ich seit langem nicht mehr. Es wäre mir auch recht, zu wissen, daß dies in einem Jahr mit mir geschehen würde. Eine ungeheure Last, die Summe der noch zu lebenden Jahre mit ihren Ängsten und ihrer schleichenden Näherung an ein doch unvermeidliches, vielleicht auch grausam in die Länge gezogenes Sterben würde von mir abfallen. Dieses Jahr, das mir noch übrigbleiben würde, könnte ich wie ein Geschenk in Heinz' Hände legen, in der Gewißheit, daß es nicht verschmäht und zertreten und zerlebt würde wie andere Jahre, die in die bläßliche Ungewißheit weiterer Jahre auslaufen.

Privatklinik T. September 1964

Dieses Jahr vor dem Tod, das ich mir da ausgedacht habe, wird mir niemals zuteil werden. Noch gestern abend verlor ich mich in fast euphorische Gedanken daran, malte es mir aus wie einen letzten Aufschwung und Triumph, und als Heinz mich abends besuchte, sagte ich: »Ich kann dich glücklich machen.« Er sah mich an, und ich wußte im gleichen Augenblick, daß dieses erdachte und geradezu gierig vorgefühlte Jahr eine Konstruktion aus den gläsernen Bögen und Stufenleitern der Hoffnung und Selbsttäuschung ist, die beim ersten Betreten zerbrechen.
Heinz' Gesichtsausdruck machte mir jäh bewußt, was ich seit meinem Hiersein in Hitze und Dämmerzustand vergessen, oder besser, verdrängt hatte. Der Ausdruck sagte mir, daß ich meine Lage vollkommen verkannte, daß ich kein Recht hatte, eine derartige Äußerung von mir zu geben. Sie wurde nicht mehr von mir erwartet. Eine Frau, die sich auf eine Weise schuldig gemacht

hatte wie ich, durfte bereuen, aber kein Geschenk anbieten, für das es doch keine Verwendung mehr gab.
Das Merkwürdige ist, ich sehe diese Sachlage ganz klar, ich verstehe ihre Berechtigung, und ich weiß, was eigentlich in mir vor sich gehen sollte. Aber es geht nichts in mir vor sich, ich bereue nichts, und mein Schuldbewußtsein beschränkt sich auf die Trauer darüber, daß Heinz sich grämt und nicht mit dem fertig wird, was vor langen Jahren geschehen ist. Bin ich gewissenlos, bin ich nur dann empfindlich, wenn es um mich selber geht, fehlt mir die größte christliche Tugend, der allein die erlösende und reinigende Absolution folgen kann, die Reue? Was ist Reue? Der Wunsch, daß etwas ungeschehen sein möge, was einmal geschehen ist. Ich habe diesen Wunsch nicht, ich kann ihn nicht haben. Es hieße Andrew und zwei Jahre verleugnen, die unwiderruflich in mein Leben hineingehören.
Es ist nicht notwendig, daß ich Andrew wiedersehe, ich habe nicht einmal ein Verlangen danach. Er ist nicht mein Besitz und ist es nie gewesen. Er war eine kurzfristig bemessene Leihgabe, so wie jeder Mensch, der zu einem zu gehören scheint, so etwas wie eine Leihgabe ist. Der Preis, den ich dafür zu zahlen hatte, ist hoch, und wahrscheinlich bezahle ich noch immer und noch lange daran. Das Schlimmste ist, daß Heinz nun mitzubezahlen hat. Die zwei Jahre waren eine Kette von Lügen und Heimlichkeiten. Sie waren ein Verrat an einer Ehe und an einem Menschen. Aber sie waren kein Verrat an mir selber. Vielleicht sollte ich dieser Einsicht wegen, die mir jetzt, nach fünf Jahren der Trennung, immer gewisser wird, verzweifelt sein, denn zeugt sie nicht von einer Schizophrenie, in der zwei getrennte und sich einander widersprechende Bewußtseins- und Bewertungsebenen zu einer sich verhängnisvoll auswirkenden Zerstörung der Integrität führen? Oder ist gerade dieses Nebeneinanderexistieren die mir eigene Form der Integrität?
Gedanken, die weder zur Heilung noch zu dem führen, was von mir erwartet wird. Einblicke in mich selbst, die unzulänglich sind. Vereinfachungen, die der differenzierten Lebendigkeit des Geschehenen nicht gerecht werden. Worte, die den Anspruch erheben, wahrhaftig zu sein und es doch im Niederschreiben schon nicht mehr sind. Nur eins ist wahr: ich spüre keine Reue.

Privatklinik T. September 1964

Auch aus anderen Gründen ist das Jahr vor meinem Tod eine Vorstellung, die mit der Realität nichts gemein hat. Mein Tod

kommt nicht wie der schöne Knabe mit der gesenkten Fackel, der einen sanft und langsam vom Leben ablöst. Er kommt mit grausamen Fingern und dem hämischen Lächeln, das auf meine Angst wartet, und sich daran weidet, wenn sie da ist. Es ist nicht die Angst vor dem Nichtmehrdasein, sondern vor dem, was sich vorher abspielen wird. Noch streichen die grausamen Finger nur tastend über mein Sonnengeflecht, bereiten seine Gewebe vor für Schmerzen, die schon an Millionen Menschen wirkungsvoll ausgeübt wurden. In dem Augenblick, da ich im Morgengrauen die Augen öffne, lege ich automatisch meine Hände auf den Magen, der mehr vorhanden ist als alles andere. Während im Park die Wildtauben gurren, braune kugelrunde Töne unter dem wahrscheinlich schon rosa behauchten Grau des Himmels, fühle ich den üblen Geschmack in meinem Mund. Die Zunge fühlt sich schwer und pelzig an. Mein Blut zieht, von widerwilligen Herzschlägen getrieben, wie Gift durch meine Adern.
Wenn der Aufzug im Flur, von den Schwestern mit munteren Zurufen in Bewegung gesetzt, dumpf zu poltern beginnt, ist es meistens soweit, daß Stirn und Hände feucht sind, die Gedärme sich bei dem Gedanken an das bald zu erwartende Frühstück konvulsivisch zusammenziehen. Ich flehe irgend etwas oder irgend jemanden an, ich weiß nicht, ist es Gott, ist es der Tod, bin ich es selber, daß es kein Jahr mehr dauern möge. Denn es wird kein Jahr des Aufschwungs oder auch nur der heroischen Gefaßtheit sein, sondern ein Jahr der Verzweiflung, der Angst und der Schmerzen. Was da in den Tiefen meines Leibes vor sich gehen wird, das heimliche Wuchern, der Zerfall, den man nur indirekt beobachten kann, wird nicht nur die Gewebe verfaulen lassen, sondern auch den letzten Rest von Fantasie und Trost vergiften, er wird die Depression endgültig machen, ihr immer neue gräßliche Fangarme verleihen, die mich vielleicht noch vor dem körperlichen Tod ersticken werden.
Was tut ein Mensch in einer solchen Lage? In die Abgründe starren, Stunde um Stunde, dabei essen und trinken, vor den anderen so tun, als hätte das noch einen Sinn? Manche reißen ein Loch in die Ausweglosigkeit, indem sie sich das Leben nehmen. Seitdem ich es einmal versucht habe, weiß ich, wieviel Mut dazu gehört. Selbstmord ist eine Aktion, die uns widerspricht, weil wir daraus bestehen, leben zu wollen, auch unter den hoffnungslosesten Umständen. Dieser Lebenswille erschwert die einzige Art der Erlösung, auf die wir uns verlassen können: die Erlösung durch uns selbst. Wenn man sich wie ich seit Monaten den Tod wünscht,

aber unfähig ist, ihn in einem endgültigen Entschluß herbeizuführen, dann weiß man, wie schwer diese Freiheit zu erreichen ist und wie würdelos ein Mensch wird, wenn er sie nicht erreicht.

Privatklinik T. September 1964

Traubenzuckerinjektionen, Tiefschlaftherapie und neurovegetative Dämpfungsmittel wurden gestern durch ein Gespräch mit Dr. Hartmann unter vier Augen ergänzt. Heinz hat ihm, im Glauben, die Wurzeln meiner Erkrankung bloßzulegen und damit eine sachgemäße Heilung zu ermöglichen, die Geschichte meiner Verfehlung berichtet.

Unser Gespräch fand in einem wohnlich eingerichteten Raum mit tiefen Ledersesseln statt. Eine Tischlampe verbreitete, unsere Gesichter im Halbdunkel lassend, sanftes Licht, und vor den Fenstern rauschte beruhigend der Abendregen. Eine Atmosphäre, wie sie wohl nur in Privatkliniken geschaffen werden kann, zum Aussichherausgehen verführend und zum restlosen Vertrauen zu einem väterlichen Gegenüber. So hatte denn Dr. Hartmann die Miene eines Menschen aufgesetzt, der sämtliche verworrenen Geheimnisse der Seele kennt und sich der Fähigkeit bewußt ist, sie mit passenden Worten ans Licht zu holen, zu entwirren und die gequälte Seele ein für alle Male davon zu befreien. Zu diesem Zweck hatte er sich seines weißen Kittels entledigt, was auf mich eine wohlberechnete Wirkung ausübte, die darin bestand, daß sie aus einem ärztlichen Funktionär einen Menschen machte. Noch wirkungsvoller war die Tatsache, daß er mir aus einer silbernen Dose kleine flache Zigaretten anbot und mich zum Rauchen einlud. Die Zigarette schmeckte mir nicht, was nach den vielen Medikamenten nicht anders zu erwarten war, aber die Rückkehr zu einer altgewohnten, beiläufigen Tätigkeit, die nicht wie alles andere, was ich in den letzten Wochen zu tun hatte, bedeutungsvoll und streng auf die Wiederherstellung der Gesundheit gerichtet, sondern allein dem zweckenthobenen Genuß dienlich war, machte das Gespräch zu Anfang fast normal und gelassen. Freimütig sprach ich mich über meine schlechte körperliche Verfassung und die damit verbundenen Befürchtungen aus. Ohne mich zu unterbrechen, hörte Dr. Hartmann sich das an. Es schien ihn aber nicht besonders zu interessieren. Schon mehrere Male habe ich seinen Reden entnommen, daß körperliche Defekte für ihn offensichtlich etwas sind, was den Bemühungen inferiorer ärztlicher Handlanger wie praktischen Ärzten und Internisten überlassen bleiben sollte. Da die körperlichen Defekte für ihn aber

in den meisten Fällen Wirkungen, nicht Ursachen eines psychischen Leidens darstellen, ist die Zahl und Bedeutung dieser Handlanger ziemlich klein zu halten und ihre Arbeit vorwiegend auf Knochenbrüche und Grippeepidemien zu beschränken.
Jetzt sprach er von psychogenen Symptomen, die den somatischen aufs Haar gleichen. Er führte für die Priorität des Seelischen das Erröten an, wenn man verlegen ist oder sich schämt, schob dann den ganzen ihn langweilenden Komplex beiseite und setzte zu seiner psychiatrischen Mäeutik an.
Während er sprach und Fragen stellte, sah ich auf seine Hände, die, kräftig, mit stumpfen Fingerkuppen und rötlichen Haaren am Handgelenk, mehr zu einem Mann paßten, der manuelle Arbeit verrichtet, als zu einem Arzt, aber doch sehr vertrauenerweckend aussahen. Bei ihrem Anblick kam mir etwas in Erinnerung, was ich vor längerer Zeit im Radio gehört hatte: Vor einigen hundert Jahren hatte man Tilmann Riemenschneider die Hände gebrochen. Mit langsam wieder aufsteigendem Entsetzen sah ich diese gebrochenen Hände, mit reliefartig heraustretenden Adern und an allen Gelenken etwas eingeknickt, über Dr. Hartmanns Händen liegen. Und ich wußte plötzlich genauer als sonst, wo die Wurzel meiner Krankheit zu suchen war: nicht allein im vielleicht schon übersteigerten Entsetzen, sondern darin, daß derartige Eindrücke und Vorstellungen sich zwar scheinbar in der Masse des Erlebten verloren, später aber und meist zu unvorhergesehenen Zeitpunkten, wieder auftauchen. Alle einmal vergegenwärtigten Qualen der Menschheit lagen in mir auf der Lauer und warteten darauf, wieder ins Bewußtsein zu dringen.
Ich beantwortete Dr. Hartmanns Fragen nach meinem Fehltritt mit dem Gefühl, daß alles, was ich sagte, nichtig war und mißverstanden werden mußte. Ein bedeutungsloser Vorgang würde absolut gesetzt und als Grund eines Leidens betrachtet werden, dessen Ursprünge in einem viel tieferen und umfassenderen Bereich meines Lebens wurzelten. Ich hätte Dr. Hartmann von etwas ganz anderem erzählen sollen. Zum Beispiel von dem Sommermorgen in Grömitz an der Ostsee. Ich muß sieben oder acht Jahre alt gewesen sein. Vater, Mutter, Richard und ich gingen zum Strand: sonnendurchleuchtete Bäume am Weg, Geruch von Meer und Niveaöl, ein Tag in Wasser und Sand vor uns, Eis am Stiel und Wasserball, Muscheln, Quallengespinste und weiße Dampfer, – es gab keinen Rest in diesem Glück. Mitten hinein tönte der mörderische Schrei. »Da wird ein Schwein geschlachtet«, sagte Richard interessiert. Wie ein Spieß drang das in meine

goldene Sonnenwelt, brach sie auseinander, zerfetzte sie, vergiftete sie, ließ eine Qual übrig, der ich wochenlang nicht gewachsen war, die ich auch niemandem mitteilen konnte. Der Todesschrei eines Schweines hatte meine Kindheit beendet. Mit dem Todesschrei eines Schweines hatte mein Leben begonnen. »Im Grunde«, hätte ich zu Dr. Hartmann sagen sollen, »im Grunde hat sich diese Situation unablässig wiederholt. Mein Leben besteht daraus.« »Wessen Leben besteht nicht daraus?« würde er gefragt haben, »mehr oder minder?« Und wäre wieder auf meinen Fehltritt zu sprechen gekommen, weil er ihn mehr interessiert als Erlebnisse in der Kindheit.

Privatklinik T. September 1964

Ich komme zurück aus Dr. Hartmanns Sprechzimmer, wo ich ihn vor einer halben Stunde geradezu überfallen habe, weil ich mich unerträglich elend fühlte.

»Ich bin krank«, sagte ich in das erstaunt vom Schreibtisch aufblickende Gesicht hinein, »bringen Sie mich in ein Krankenhaus.«

Er lächelte: »Ich weiß, daß Sie krank sind.«

»Nicht so, wie Sie meinen«, sagte ich verzweifelt. »Ich bin körperlich krank, mir ist jeden Morgen schlecht, ganz grauenhaft schlecht ist mir, mein Magen fühlt sich an wie ein Bleiklumpen. Ich kann es nicht mehr aushalten.«

Dr. Hartmann begriff, daß er nicht mehr nur lächeln durfte, sondern sich Mühe geben mußte. Er gab sich große Mühe. Er erklärte mir von neuem und einleuchtender als sonst die Zusammenhänge zwischen seelischer Erkrankung und schlechtem körperlichem Befinden.

»Es besteht eine gerade Linie zwischen Ihrer Seele, die sich in Schuld verstrickte, und Ihrem Magen.«

»Ich habe keine Schuldgefühle, mir geht es nur schlecht.«

Er ließ sich nicht beirren.

»So etwas spielt sich in den Bereichen ab, die gewöhnlich nicht in unser Bewußtsein reichen. Ihre Seele vollzieht eine Art von Selbstbestrafung, die bis zur hypochondrischen Annahme eines schweren körperlichen Leidens führt. Sobald die Intentionen der Seele ins Bewußtsein gehoben und von Ihnen durchschaut sind, ist ihre Macht gebrochen.«

Er sprach ziemlich salbungsvoll, besonders dann, wenn er das Wort ›Schuld‹ in den Mund nahm, und ich weiß nicht, was er anschließend noch sagte, weil mich eine unerwartete, fast einschläfernde Erleichterung überkam, die immer noch anhält. Es ist merkwürdig, wie schnell sich meine Aspekte geändert haben. Vor einer Stunde noch saß ich in diesem Zimmer, darauf eingestellt, in absehbarer Zeit elend zugrundezugehen – und einige belanglose Worte haben es zuwegegebracht, mich zu einem Menschen zu machen, der wieder Hoffnung schöpft. Wahrscheinlich ist es der Selbsterhaltungstrieb, der diese Veränderung bewirkte. Wie ein kleines, zähes Tier liegt er im dunklen Gestrüpp der Todesgedanken auf der Lauer, um sich bei jedem noch so schwachen Einbruch von Licht aufzurichten. Er ist nicht tot zu kriegen.

Privatklinik T. September 1964

Regendunkel, vom Geruch des Abendessens durchzogen, dessen Reste eben erst abgeräumt wurden. Tropfen ziehen Bahnen der Unschlüssigkeit über die Fensterscheiben. Dahinter bewegen sich wie in klarem Wasser die langen grünen Haare der Weide im Park.

Ich wundere mich darüber, daß ich hier sitze, nach Millionen von kosmischen Jahren, die ohne mich vorübergingen, am 12. September 1964. Ich wundere mich, daß ich ich bin und nicht jemand anderes, der gerade im Nil badet oder in Seattle eine politische Rede hält oder an einer heißen indischen Dorfstraße auf die Nacht wartet. Man kann solche Gedanken zu jeder Zeit denken, man kann mit ihnen spielen, es ist nichts Besonderes daran. Aber in diesem Augenblick handelt es sich nicht um einen unverbindlichen abstrakt bleibenden Gedanken, sondern um ein Erstaunen, das einem tiefen Schrecken gleichkommt: er macht die Hülle meiner Identität spinnwebdünn. Daß ich an diesem regendunklen Abend an diesem Tisch in diesem Zimmer sitze und schreibe, hat etwas ganz und gar Zufälliges an sich. Ich fühle, daß ich, die ich gewöhnlich von einem derart aufdringlichen Ego umklammert bin, in einen Grund reiche, in dem meine Existenzform bedeutungslos wird, in dem sie austauschbar und auf etwas anderes hin angelegt ist, als ich jemals vermutet habe.

Da mir jedoch das Essen im Magen zu liegen beginnt, verliert sich dieses Gefühl, das zugleich Schrecken und Erleichterung ist. Es gelingt mir nicht, es festzuhalten. Ich bin ich, voll und ganz ich, mit zu viel Rührei und Bratkartoffeln im Magen, mit kalten Füßen und etwas Schweiß auf der Stirn wie gewöhnlich, mit langsam aufsteigender und nicht mehr abwendbarer Angst vor dem Nachhausekommen, vor dem Büro, vor Heinz, vor allem, was noch vor mir liegt. Ich höre vom Flur her eine der

alten Frauen. Sie hat eine Stimme, die so dünn ist, daß sie durch alle Türritzen und Schlüssellöcher dringt. Anklagend behauptet sie, in ihrem Abendessen sei ein schwarzes Haar gewesen, und sie habe es versehentlich mitgegessen, da sie es jedoch nicht zerkaut habe, hinge es jetzt langgezogen in ihrer Kehle und käme nicht rauf und nicht runter. So was dürfe aber nicht vorkommen, Haare gehörten nicht in ein anständiges Essen, und Dr. Hartmann solle das Haar aus ihrem Hals holen, er brauche nur am oberen Ende zu ziehen, sie würde den Mund schon weit genug aufmachen. Eindringlich gemurmelte Beschwichtigungen kommen gegen die Stimme nicht an. Sie beginnt ihre Geschichte immer wieder von neuem, mit den gleichen Worten und im gleichen weinerlich hartnäckigen Tonfall.
Während sich das lange schwarze Haar der alten Frau zwischen meinen Mageneingang und Gaumen zu spannen beginnt, wird in mir plötzlich die Vorstellung lebendig, daß in diesem Augenblick jemand in einem Keller gefoltert wird und schreit, irgend jemand wird immer gefoltert, daß in diesem Augenblick jemand mit grünem Gesicht und einem Bauchschuß in einem Reisfeld liegt, irgend jemand stirbt immer. In diesem gleichen Augenblick sitzt auch jemand im Kino und lacht, daß ihm die Augen tränen. Man müßte Todesschrei und Lachen übereinander auf Band nehmen, dann hätte man ein akkustisches Konzentrat der Extreme. Visuell würde es sich um einen aufgerissenen Mund handeln, dessen lachende Konturen sich unter den Verzerrungen der Agonie verwischen würden.
Man hat die dünne Stimme zum Schweigen gebracht, aber aufgeregtes Gemurmel ist an ihre Stelle getreten. Vielleicht sind alle alten Frauen aus ihren Zimmern in den Flur gekommen und warten darauf, daß Dr. Hartmann ihnen lange schwarze Haare aus den Hälsen zieht.

Privatklinik T. September 1964

Gedanken wie die, die ich gestern niederschrieb, tragen dazu bei, mich umzubringen. Das Denken in der Gleichzeitigkeit, im Querschnitt, hat, zumindest, wenn es so intensiv wie gestern geschieht, etwas Unnatürliches, Zerstörerisches an sich. Wir sind darauf angelegt, zurück oder vorwärts zu denken, einer Linie entlang, als die sich unser Leben darstellt. Das Vergangene verliert viel von seinen Schrecken, weil sie nicht mehr existent sind, und das Zukünftige liegt in der Dämmerung des Ungewissen.

Privatklinik T. September 1964

Es gibt auch Patienten hier, die ganz normal aussehen. Die kleine, blonde Frau, die ich ihrer zierlichen Gestalt und ihrer Neigung zum Erröten wegen für ein junges Mädchen hielt, geht durch den Park, als wäre er ein Geschenk, das man ihr jeden Morgen aufs neue macht. Sie bleibt vor den alten Bäumen stehen, betrachtet sie ausführlich, legt manchmal einen Zeigefinger auf die aufgesprungene Rinde, fährt mit ihm die Risse entlang, bläst einen kleinen Käfer ab. Noch nie habe ich sie mit einem Buch gesehen, aber sie lächelt die Hunde und die Goldfische und auch die alten Frauen an. In ihren leuchtenden Sommerkleidern sitzt sie wie eine Blume auf dem Rasen und blickt in den Himmel. Sonntags bekommt sie Besuch von einem älteren und einem jungen Mann und zwei kleinen blonden Kindern, von denen das eine gerade ›Mama‹ sagen kann.

Ich habe mich oft gefragt, warum sie hier ist, erfuhr dann von den Schwestern, daß sie seit der Geburt ihres zweiten Kindes Stimmen hört und Dr. Hartmann das Anfangsstadium einer Schizophrenie befürchtet. Es fiel mir dann auch auf, daß ab und zu an ihrem Kleid ein Reißverschluß oder eine Reihe Knöpfe offenstanden, einmal bemerkte ich, daß sie nur einen Strumpf anhatte, sich dieses Umstands aber nicht im geringsten bewußt war. Durch mein verschnörkeltes Balkongitter kann ich auf die nahe beim Haus gelegene Bank sehen, auf der sie einmal morgens saß und in die Trauerweiden zu blicken schien. Sie saß so lange und unbeweglich dort, daß es mir auffiel, und ich versuchte, ihr Gesicht zu erkennen. Es hatte den ihm gewöhnlich eigenen lächelnden oder doch freundlich versonnenen Ausdruck verloren, war merkwürdig angespannt, um viele Jahre älter geworden. Die Züge hatten sich verschärft, so als hätte man sie nun nicht mehr lebendig, sondern aus blassem Stein gehauen vor sich. Nachmittags lächelte sie wieder und sprach mit den Schwestern, als wäre nichts gewesen.

Heute morgen habe ich sie im Park angesprochen und bin mit ihr spazierengegangen. Wir sprachen über die Bäume, über das Wetter, über den Springbrunnen, über das Essen, über alles, was man in diesem Haus als belanglos bezeichnen kann. Plötzlich blieb sie stehen und sah mich mit großen braunen Augen ernsthaft an:

»Wissen Sie, warum ich hier bin?«

»Nein.«

Ihr Erröten war so intensiv, daß ich den Eindruck hatte, es reiche bis in ihre Fingerspitzen.

»Ich höre Stimmen.«

Sie sah mich immer noch an, jetzt etwas mißtrauisch, als wartete sie darauf, daß ich ungläubig lächelte.
»Was sagen denn die Stimmen?« fragte ich.
Sie wandte sich ab, ging weiter und sprach auf einmal so schnell, als müsse sie etwas Unangenehmes hinter sich bringen.
»Manchmal sagen sie ganz praktische Sachen. Sie sagen ›Laß den Kleinen nicht fallen‹ oder ›mach das Fenster zu, es zieht‹. Manchmal sagen sie auch Unvernünftiges. Sie sagen ›Stell das Salzfaß zur Seite, nicht mitten auf den Tisch, aber doch bitte nicht mitten auf den Tisch‹. Und das sagen sie, wenn ich gar keinen Tisch vor mir habe, sondern im Bett liege oder an der Ladenkasse meine Einkäufe bezahlen will. Sie glauben gar nicht, wie einen das irritiert.«
Sie zögerte etwas:
»Sie sagen auch Drohendes, zum Beispiel: ›Glaub nur nicht, daß du so einfach davonkommst.‹ Dabei habe ich gar nichts Böses getan, das heißt, ich weiß es nicht. Da aber jeder Mensch Böses tut, meistens, ohne es richtig zu wissen, ist es ja gar nicht so dumm, daß man so etwas gesagt bekommt. Oft ist es sehr mühsam, sie zu verstehen, weil sie durcheinanderreden und wie von weit her. Ich muß mich ganz darauf konzentrieren. Dabei sagen sie dann nur ›Heute noch nicht‹ oder ›Warum denn gerade das‹ oder ›Natürlich muß das anders sein‹. Sie müßten doch irgend etwas bedeuten, sich auf irgend etwas beziehen. Aber sie sind so sinnlos.«
Sie blieb wieder stehen, und ich sah, daß ihr Gesicht verzerrt und gequält aussah.
»Dr. Hartmann sagt, die Stimmen kämen aus mir selbst, nicht aus der Luft. Aber sie kommen wirklich aus der Luft, nur niemand will es glauben, niemand hört sie, nur ich.«
»Was sagt denn Ihr Mann dazu?« fragte ich vorsichtig.
»Mein Mann sagt, ich soll mich gefälligst zusammenreißen und aufhören zu spinnen. Er wird wütend, weil ich vergesse, zu kochen und auf die Kinder aufzupassen. Wissen Sie, ich vergesse alles, weil ich ja doch hören muß, was sie mir zu sagen haben. Sie sagen es doch schließlich nicht umsonst. Mein Vater versteht mich besser, er hat mich hierher gebracht, er glaubt mir, daß die Stimmen aus der Luft kommen.«
Auf einmal lächelte sie wieder.
»Ach, wissen Sie, es ist schön hier. Hier kann man still im Zimmer oder im Park sitzen. Hier schreien keine Kinder, und es schimpft niemand mit einem. Man kann viel besser hören, was sie sagen. Die Luft ist klarer hier, sie kommen besser durch. Man muß sich nicht so anstrengen.«

Sie sah ganz glücklich aus und sehr lieblich in ihrem blauen Sommerkleid. An ihrer Nasenwurzel war eine kleine waagerechte Einkerbung zu sehen, wie vom langen Tragen einer Brille hinterlassen. Vielleicht trug sie eine Brille, ehe sie hierher kam, und jetzt hat sie sie nicht mehr nötig.

Privatklinik T. September 1964

Ein junger Mann, man kann sein Alter sehr schlecht bestimmen, bearbeitet unermüdlich von morgens bis abends den Park. Sonntags, wenn er nicht arbeiten darf und verloren unter den Bäumen steht, scheint es in seinen Händen zu zucken, er muß an sich halten, damit er nicht hier und da Unkraut wegzupft, Steine umwälzt, schwimmendes Laub aus dem Springbrunnen fischt. Sein weißes Hemd und seine Krawatte scheinen ihn zu stören, er fingert daran herum und ärgert sich über die vielen Leute, die seinen Park überfallen haben, so viel reden, so viel ungewohnte Unruhe mit sich bringen und irgend etwas damit zu tun haben, daß er nicht die Axt, die Harke, die Grasmähmaschine aus dem Schuppen holen darf. Hin und wieder macht er mit dem Unterkiefer eine mahlende Bewegung, die wohl der unbewußte Ausdruck einer Verdrossenheit ist, die seine sonntäglich leeren Augen nur ungenügend zu zeigen vermögen.
Alltags hingegen ist sein Gesicht von glücklichem Eifer gerötet. Sein schlanker, gebräunter, oft von Schweiß glänzender Oberkörper läßt an eine von Leben erfüllte Bronzefigur denken. Nur selten hält er in seiner Arbeit inne, steht dann für eine Weile unbeweglich, auf sein Werkzeug oder an einen Baum gelehnt und blickt selbstvergessen, wenn nicht sogar hingerissen auf das Stück Arbeit, das er verrichtet hat. Wenn Dr. Hartmann seinen Wagen vor dem Haus parkt, hebt er den Kopf wie ein Hund, scheint förmlich die Ohren aufzustellen und seinen Geruch zu wittern. Er starrt auf die Terrasse, über die der Arzt gewöhnlich den Park betritt, wartet einige Minuten, wenn sich dort nichts zeigt, um dann abrupt mit seiner Arbeit fortzufahren. Zeigt sich aber die wohlbekannte, zur Fülle neigende Gestalt, läßt er alles fallen, was er gerade in der Hand hält, und läuft mit großen, fast wilden Sätzen auf seinen Herrn zu. Er bleibt dicht vor ihm stehen, begrüßt ihn mit überschwenglichen Lauten, die schwer zu verstehen sind, und ich warte wieder einmal darauf, daß ihm ein großer brauner Schweif aus der Hose wächst, mit dem er seiner Freude den ihr gemäßen, tierhaften Ausdruck verleihen kann.
Ein schönes, muskulöses Tier, das man mit langer Geduld zum

Sachverwalter dieses grünen Reiches gemacht hat. Man hat ihm auch mit Mühe abgewöhnt, daß er sich einfach seiner tabakbraunen Hose entledigt, wenn ihm heiß ist. Aber das war vor zwei Jahren. Inzwischen hat er gelernt, sie anzubehalten und auch sein Geschäft nicht an irgend einem Baumstamm oder an der moosbewachsenen Mauer zu erledigen. Im Winter, so erzählte mir Schwester Martha, hat man es schwer mit ihm. Er hackt so viel Holz, wie man gar nicht verbrauchen kann, und kehrt den Schnee immer wieder von den Wegen, als wäre die dünnste weiße Schicht auf der rötlich festgetretenen Asche eine Beleidigung seiner Existenz. Er wäre dann oft aufsässig, erschrecke die Patienten mit wilden Grimassen, wollte sich nicht waschen und kämmen, nur Dr. Hartmann wäre imstande, ihn zu einem gewissen Grad von Ordnung und Sauberkeit anzuhalten.

Vor vier Jahren, erfuhr ich von Dr. Hartmann, war er noch Rechtsanwalt, hatte seine Examen glänzend bestanden und war der Stolz seiner Eltern, deren einziger Sohn er ist. Sein Anwaltsbüro florierte, da er über eine ungewöhnliche Beredsamkeit, über gründliches Wissen und Charme verfügte. Eines Morgens aber war er einfach nicht zum festgesetzten Termin erschienen. Man fand ihn zu Hause, an seinem Schreibtisch sitzend, mit der Miene eines Menschen, für den es in dieser Welt nichts mehr zu tun gibt. Man versuchte vergeblich, ihn zur Einhaltung seines Termins oder irgendeiner anderen Tätigkeit zu bewegen. Seine Sekretärin erinnerte sich daran, daß er in den letzten Wochen hin und wieder mit etwas stumpfsinnigem Gesichtsausdruck hinter seinen Akten gesessen und vor sich hin gemurmelt hatte: ›Da ist der Wurm drin, in allem ist der Wurm drin‹. Sie hatte dies für eine zwar nicht sehr erfreuliche, aber doch ganz normale Lebensäußerung gehalten. Auch in der städtischen Nervenklinik, in die man ihn schließlich bringen mußte, weil nichts mehr mit ihm anzufangen war, hatte er diesen Ausspruch immer wieder vor sich hin gemurmelt, ohne auf Fragen oder begütigendes Zureden der Ärzte, seiner Braut oder seiner Eltern zu reagieren. Ich weiß nicht, was alles man mit ihm angestellt hat – vielleicht Elektroschocks, Medikamente, Psychoanalyse –, es kam nichts dabei heraus. Erst als Dr. Hartmann sich seiner annahm und ihm zeigte, wie man Bäume pflanzt, hoben sich die Nebel der Trauer und des Stumpfsinns von seiner Seele. Er lebte auf, wurde zugänglich und befolgte alles, was Dr. Hartmann ihm sagte, mit einer fast fanatischen Freude am Gehorchen oder auch an der Erde und an den grünen Stecklingen, die ihm anvertraut wurden. Nichts von dem, was vorher sein Leben bestimmt hatte, schien noch in ihm vorhanden zu sein, nicht einmal eine schwache Erinnerung. Auch den Ausspruch von dem Wurm, der in allem drin ist, hatte er offenbar vergessen. Dr. Hartmann stellte ihn als Gärtner an, ärztliche Hilfe mit gutem Profit nahtlos verbindend. Nur seine Mutter stört noch die friedliche humane Lösung. Einmal in der Woche, meistens Mittwochs, sitzt sie im Park, in grauer Seide, mit einer langen Perlenkette, aufrecht, die Lippen aufeinander gepreßt. Mit brennenden Augen beobachtet sie ihren Sohn, der sich so wenig um sie kümmert wie um die anderen Insassen und Besucher der Klinik. Nur ab und zu wirft er ihr einen mürrischen Blick zu, wenn er zufällig in ihre Nähe kommt.

Privatklinik T. September 1964

Sie haben sich etwas ausgedacht, um die Ursache meiner Krankheit endgültig bloßzulegen, Dr. Hartmann und Heinz. Sie haben sich zusammengetan, sind ganz und gar solidarisch geworden, was ganz natürlich erscheint, da sie ja meine Depressionen bekämpfen wollen, der eine von Berufs wegen, der andere, weil er nun einmal mit mir verheiratet ist, vielleicht auch, weil er mich einfach nicht mehr leiden sehen kann.
Mit meiner wiederholten Behauptung, daß ich weder Schuld noch Reue verspüre, scheine ich Dr. Hartmann doch irregemacht oder verärgert zu haben. Sie drückt seiner Ansicht nach wohl einen unbotmäßigen Zweifel an seiner Diagnose aus. Außerdem ist Dr. Hartmann ja auch ein Mann und dazu noch ein strenggläubiger Protestant. So widerspricht es allen Gefühlen von Anstand und Sitte, daß eine Frau, die einen Fehltritt dieser Art hinter sich brachte, in dem Glauben lebt, sie hätte keine Schuldgefühle. Wenn sie die Schuld nicht fühlt, dann muß ihr wenigstens klar gemacht werden, daß sie davon gepeinigt wird, ohne es zu wissen. So jedenfalls stelle ich mir Dr. Hartmanns Gedankengänge vor.
Wahrscheinlich haben sie sich lange darüber unterhalten, wie man mich am schnellsten und wirksamsten heilen kann. Sie werden in ihrer Unterhaltung sehr gradlinig gewesen sein und alle anderen Ursachen von vornherein ausgeschlossen haben. Was im Leben einer Frau spielt schon eine Rolle außer Ehe, Kinder oder Liebesverhältnis! Bei einem Mann ist das natürlich etwas anderes. Da steht ein ganzes Universum von Krankheitsursachen offen, angefangen vom Versagen im Beruf bis zur metaphysischen Verzweiflung, da gibt es auch den Lebensüberdruß, die nagende Trauer über das Schicksal der Menschheit und die Unfähigkeit es zu

ändern, subtile und sublime Dinge, mit denen unsereins in seiner weiblichen Beschränktheit erst gar nicht in Berührung kommt. Immerhin glaube ich doch, daß der Wunsch nach meiner Heilung und nicht der Heilung ihrer solidarischen Gekränktheit zu dem folgenden mir immer noch absurd erscheinenden Beschluß geführt hat: An fünf Tagen werde ich nach dem Mittagessen eine Injektion bekommen, die mich in einen Schlaf versetzen soll, in dem das Unterbewußtsein nach oben geholt werden wird. Dr. Hartmann wird mir Fragen stellen, und ich werde sie beantworten, ohne davon zu wissen. Er und Heinz werden sehr zufrieden sein, wenn sie meiner hartnäckigen Leugnung ihr besseres Wissen von meiner Seele entgegenstellen können. Nur weiß ich nicht recht, wie man mir den Glauben an dieses bessere Wissen beibringen will. Eigentlich ist das ganze Unternehmen paradox, da ich ja meine Antworten nicht selber höre.
Hätte man mir noch vor einem Jahr erzählt, daß man einmal auf diese Art und Weise mein Innenleben ans Licht heben wollte, hätten mich Wut und Empörung sprachlos gemacht. Vielleicht hätte ich auch einfach darüber gelacht. Aber derartige Gefühle kenne ich nicht mehr. Und auch der Seelenspezialist Dr. Hartmann wird nicht ahnen, was mich dazu bringt, so bereitwillig auf die vorgeschlagene Prozedur einzugehen. Es ist mir so unendlich gleichgültig, was er aus den Schächten meiner Seele heraufbefördern wird. Selbst einen psychiatrisch glücklichen Fund, daß ich mich zum Beispiel mit den Gedanken trage, meine Mutter zu ermorden, würde ich ihm gönnen. Ich hatte nur einen einzigen Gedanken, als er mir seinen Plan vorsichtig auseinanderlegte: Ich werde fünfmal das Bewußtsein verlieren, fünfmal werde ich für eine halbe oder eine ganze Stunde mitten im Tag nicht leiden.

Privatklinik T. September 1964

Was ich gestern mittag unter Einwirkung der ›Wahrheitsdroge‹ oder wie man so etwas nennt, von mir gegeben habe, weiß ich nicht. Mit dem natürlichen Mißtrauen des Laien glaube ich, daß ich überhaupt nichts gesagt habe, weil ich nichts davon weiß. Aber andererseits muß ich in Betracht ziehen, daß man ja auch in einer Operationsnarkose spricht, ohne daß man sich hinterher an etwas erinnert.
Dr. Hartmann erschien im steif gestärkten Kittel und war offensichtlich der Meinung, einer etwas peinlichen Situation mit begütigenden Worten entgegentreten zu müssen. So wies er mich noch einmal darauf hin, daß die Prozedur ja zu nichts anderem als zum

Zwecke meiner Heilung durchgeführt werde und daß bei ihm alles, was ich sagen würde, bestens aufgehoben sei. Während er auf meinem Bettrand saß und würdig sprach, dachte ich nur daran, daß mir eine kleine Wegstrecke Nirwana bevorstand, ob währenddessen jemand mit mir sprach und ich ihm antwortete, war mir ganz und gar gleichgültig. Ich fühlte mich ähnlich wie jetzt, wie in der Stunde vor dem Schlafengehen, ehe ich meine Schlafspritze bekomme, die Stunde, die keine weiteren Stunden hinter sich her schleppt, sondern nach dem langen erlösenden Intervall erst den nächsten Morgen, dem ich die Zugehörigkeit zu diesem Abend mit erstaunlicher Leichtigkeit zu verweigern imstande bin. In dieser Stunde spinne ich den dünnen Faden, der mich mit einer Wirklichkeit verbindet, die ich noch selbst bestimme, indem ich Worte aussuche, zusammenfüge, Buchstaben setze, so wie ich es will und nicht wie meine Krankheit es will oder wie die Schwestern es wollen oder wie Dr. Hartmann es will. Wahrscheinlich eine letzte Bastion geistiger Freiheit, die schon zum Untergang bestimmt ist.

In der Mittagsstunde, da ich noch etliche Stunden ohne erlösendes Zwischenspiel bis zum Abend zu durchleben habe, geht es mir gewöhnlich nicht so gut. Gestern aber, sobald Dr. Hartmann mit seiner Injektionsampulle das Zimmer betreten hatte, überfiel mich fast so etwas wie Übermut. Und das war, was Dr. Hartmann anging, nicht sehr angebracht. Ich unterbrach seine gutgemeinte Einleitung mit der etwas kindischen Feststellung, daß er doch nichts Neues aus mir herausbekommen würde, da mein Unterbewußtsein mit meinem Oberbewußtsein sehr wohl übereinstimme. Er faßte das zu meinem Erstaunen nicht als Scherz auf – von Menschen, die mit einer Depression behaftet sind, erwartet man wohl keine Scherze –, sondern als ernstgemeinte Attacke. Empfindlich getroffen und gleichzeitig verärgert über ein solches Ausmaß von Unverstand, stand er auf, stellte sich vor den Feininger-Druck und starrte finster auf die wie durch Prismen gebrochene Kirche. Er hatte das Bild nie leiden mögen, es verunzierte sein Haus, und jetzt tat er sich keinen Zwang mehr an.

»Auch ein Psychopath«, knurrte er. »Vielleicht Arteriosklerose mit überhöhtem Blutdruck.«

Ich hatte große Angst, er würde nach dieser vernichtenden Diagnose das Zimmer verlassen, ohne sein Experiment durchzuführen. Aber er stach die Injektionsnadel mit heftiger Präzision in meine rechte Armbeuge und überließ mich den herbeigesehnten Wogen, die mein Bewußtsein mit sich fortschwemmten.

Ich denke nun darüber nach, ob ein Mensch ohne Depressionen wohl beleidigt wäre über Dr. Hartmanns ›Auch ein Psychopath‹. Aber ich kann mir das nicht mehr vorstellen, ich bin kein normaler Mensch mehr, ich bin ein Psychopath. Wahrscheinlich wäre ich früher beleidigt gewesen und hätte nach der besten Möglichkeit gesucht, ihm diese Bemerkung heimzuzahlen. Aber früher war ich kein Psychopath, da konnte ich noch beleidigt sein. Heute kann ich nicht einmal mehr beleidigt sein.

Privatklinik T. September 1964

Dr. Hartmanns Experiment scheint unter einem unglücklichen Stern zu stehen. Heute mittag konnte er die Vene nicht finden. Offensichtlich noch gereizt von meinem gestrigen Verhalten, kniete er neben meinem Bett, zog den Gummischlauch an meinem Oberarm so zusammen, als hätte er einen Hals zum Erwürgen vor sich, und sagte barsch:
»Faust machen!«
Ich verkrampfte meine Finger so fest, daß mir die Nägel ins Fleisch schnitten. Er tastete lange und schnaufend die gespannte Armbeuge ab, stach zu und daneben. Mit einem Ruck zog er das Bett von der Wand, ließ sich an der anderen Bettseite nieder, um die Prozedur am linken Arm zu wiederholen.
»Dr. Hartmann hat bisher noch jede Vene gefunden«, murmelte er verbissen, »wenn kein Mensch in der Polyklinik eine Vene fand, wurde Dr. Hartmann geholt, und er fand sie immer.«
Meine Venen schienen sich nach diesem Ausspruch ganz und gar in das Innere des Armes zu verkriechen.
»Bitte pumpen!« sagte er und schlug sich mit der einen Hand wütend auf die aufgeblähte Kittelbrust. Ich ballte meine mageren Finger zur Faust und spreizte sie wieder auseinander. Das erinnerte mich an ein Hühnerbein, das ich als Kind mittels einer am abgeschnittenen Ende heraushängenden Sehne hin und her bewegt hatte, so daß es aussah, als lebte es noch.
Während ich, an das Hühnerbein denkend, unermüdlich pumpte und Dr. Hartmann immer heftiger schnaufend auf meiner Armbeuge herumdrückte, öffnete sich krachend die Tür. In ihrem Rahmen stand eine kleine muskulöse Gestalt, angetan mit einem seegrünen Wollschlüpfer, der von einem tief in ein weißes Hemd hinabhängenden Busen bis zu merkwürdig deformierten Knien reichte. Die Knie leuchteten weiß wie zwei zerbeulte Schneeballen im Halbdunkel. Unter ihnen bogen sich zwei schwarzbestrumpfte Säbelbeine in große braune Filzpantoffel hinab. Der

Kopf, von wirrem, weißem Gezottel umstanden, mit blanken, schwarzen Augen wie mit Knöpfen versehen, kam mir bekannt vor, aber ehe ich darüber nachdenken konnte, rief die Gestalt, indem sie zwischen Triumph und Empörung eine Klosettbrille vor sich her schwenkte:
»Ich hab es ja immer gesagt: knochenhart! Dafür bezahlt man nun 900 Mark im Monat: knochenhart. Nicht eine einzige weiche Stelle!«
Scheppernd fiel die Brille auf den Teppich. Die alte Frau stellte ein Säbelbein darauf, als handelte es sich um einen am Boden liegenden Gegner. Dr. Hartmann, an dergleichen Kummer gewöhnt, verschlug es dennoch die Sprache, bis das erhitzte Gesicht von Schwester Mechthild auftauchte.
»Warum ist Frau von Guggenheim um diese Zeit nicht eingesperrt?« brüllte er.
Die Schwester packte die widerstrebende Gestalt und zog sie aus der Tür. Man hörte lautes Lamentieren und Türenschlagen. Die Brille lag schwarz und knochenhart auf dem Teppich.
»Abtreten, auf jeden Fall abtreten, ehe man soweit ist«, schnaufte Dr. Hartmann.
»Wie wollen Sie das machen?« fragte ich, seit langer Zeit einmal wieder an etwas interessiert.
Als Antwort stach er, nun plötzlich erfolgreich, in eine Vene. Wahrscheinlich sind seine tiefenpsychologischen Fragen an diesem Mittag etwas rabiat ausgefallen. Vielleicht ist er nach beendigter Arbeit über die knochenharte Klosettbrille gestolpert. Bestimmt wird er von alten verkalkten Frauen und depressionsgeplagten Patienten bis zum Überdruß genug gehabt haben. Eigentlich ist er mir sympathisch, so wie einem ein selbstgefälliges und dennoch seiner selbst nicht ganz sicheres Kind sympathisch sein kann. Ich hoffe, daß er am Nachmittag oder Abend Gelegenheit fand, irgendwo ausgiebig über ein Thema der Psychopathologie zu dozieren oder sich in engerem Kreis wohlgefällig über die Minderwertigkeit von praktischen Ärzten oder anderen Handlangern auszulassen. Schließlich muß auch er neue Kräfte sammeln.

Privatklinik T. September 1964

Die restlichen drei Experimente, die meinen Schuldkomplex ans Licht bringen sollten, ließen sich für Dr. Hartmann etwas besser an, wenn man von der Tatsache absieht, daß gestern, kurz ehe ich das Bewußtsein verlor, die Bettlampe mit metallischem Getöse vom Nachttisch fiel. Ich sah mitten im Herannahen der von Goldgelb zu bräunlichem Blau sich verdunkelnden Dämmerung noch einen ausgestreckten Arm und Dr. Hartmanns erbostes Gesicht. Als ich wach wurde, las Schwester Mechthild mit spitzen Fingern Scherben auf.

»Dieses Haus ist ein Irrenhaus«, murmelte sie vor sich hin. Die Bemerkung war wohl nicht für mich bestimmt, sondern als bloße Feststellung eines Tatbestandes aufzufassen. Aber merkwürdigerweise fühlte ich, mit der Feststellung absichtslos und unsentimental konfrontiert, zum ersten Mal das, was man mit aller Gewalt aus mir herausholen wollte: ein Schuldgefühl, oder besser, ein Gefühl der Scham. Nicht weil ich vor sechs Jahren diesen Fehltritt begangen hatte. Vielmehr schämte ich mich, weil ich in diesem abgedunkelten Raum aufwachte, in dem man krampfhaft versuchte, mir etwas zu entreißen, was den queckenhaft verwucherten Abgründen meiner Seele offenbar so zäh verhaftet ist, daß eine Lampe dabei zerbrechen und eine Schwester am Boden knien und Scherben aufsammeln mußte.

Warum habe ich nicht einfach dieses von Dr. Hartmann diagnostizierte und hartnäckig beschworene Schuldgefühl? Warum kann ich es ihm und Heinz nicht, ohne daß mir Serum in die Adern gespritzt wird, auf dem sanft leuchtenden Präsentierteller der Einsicht und Bereitwilligkeit entgegenbringen? Sie wären beide so sehr befriedigt, der eine von Berufs wegen, der andere als Ehemann. Aber nein, diese fundamentale, anscheinend lebenswichtige Zerknirschung, mit der uns allen geholfen wäre, ist eine Zangengeburt. Noch weiß ich nicht einmal, was mit Hilfe der Zange zutage gefördert wurde. Vielleicht ist es nichts? Überhaupt nichts? Vielleicht bin ich stumm geblieben, wenn Dr. Hartmann mich befragte? Vielleicht gab es überhaupt nichts zu sagen? Vielleicht ist alles, was das Unbewußte eines Menschen normalerweise belebt, bereits von dem riesigen schwarzen Schlund der Depression aufgesogen worden?

Faßbar bleibt nur die nebensächliche Tatsache, daß Schwester Mechthild an meinem Bett kniete und Scherben aufsammelte. Sie überfiel mich mit dem Gefühl einer Peinlichkeit, ja einer Schuld, die in einem lächerlichen Verhältnis zu der Schuld steht, die mich eigentlich bedrücken sollte. Ich gebe es auf, in diesem Labyrinth von erwarteten und sich einstellenden Schuldgefühlen nach einem Ausweg zu suchen. Es gibt ja doch, jenseits aller Spitzfindigkeiten, nur ein einziges Ziel, das ich anstrebe, bewußt und unbewußt, im Wachen, im Schlafen, wenn ich esse, wenn ich im Park herum-

laufe, wenn ich mir die Zähne putze, wenn ich mit Heinz spreche und auch während ich dieses aufschreibe: Ich will nicht mehr leiden.
Alles andere ist belanglos.

Dr. Hartmann erklärte mir, daß seine mittäglichen Experimente mit meinem Unterbewußtsein seine Diagnose bestätigt hätten: Schuldgefühle seien die Wurzeln meiner Krankheit. Er hat das natürlich anders und mit einem großen Schwall medizinischer Terminologie ausgedrückt, von der ich manchmal glaube, daß sie von den Ärzten mit Wohlgefallen benutzt wird, um uns Laien im eingeschüchterten Bewußtsein unserer Unwissenheit zu halten. Einen Augenblick lang hielt ich ihn für einen Scharlatan und seine ganze Klinik für ein großartiges Schwindelunternehmen. Aber dann dachte ich, daß er wie jemand aussah, der mit seiner Arbeit, einer echten, seriösen Arbeit nicht sehr zufrieden ist. Vielleicht flüchtete er sich deshalb so sehr in die Fachsprache.
Ich sagte wieder einmal: »Ich weiß und spüre überhaupt nichts von Schuld. Ich habe nur Angst, daß ich sehr krank bin, nicht nur seelisch, sondern auch körperlich krank. Immer wieder habe ich diese Angst. Manchmal glaube ich, ich habe sie überwunden. Aber dann ist sie auf einmal wieder da. Und das alles, obwohl ich sehr gern tot sein möchte. Aber langsam sterben ist etwas anderes als einfach tot sein.«
Dr. Hartmann, an derartige Aussprüche gewöhnt, ging nicht weiter darauf ein, sagte aber mit echter Erbitterung:
»Sie müßten länger hier bleiben. Aber Sie wollen ja nach Hause.«
Es stimmt, ich habe gesagt, daß ich nach Hause will, und Heinz hat auch gesagt, daß ich nun nach Hause muß. Wir haben Angst, daß die Rechnung zu hoch wird. In dieser Angst finden wir noch einen Rest von Gemeinsamkeit. Ich muß ins Büro zurück, meine Stellung geht sonst verloren. Wir haben kein Geld für den lang hingezogenen Luxus einer psychoanalytischen Heilung. Ich habe keine Krankheit, die die Anforderungen des Lebens einfach aufheben würde. Meine Krankheit ist Hypochondrie. Hypochondrie überwindet man durch Aktivität. Und man schämt sich ihrer. Aber ich habe große Angst, wieder nach Hause zu gehen.
Diese Zusammenhänge scheinen außerhalb von Dr. Hartmanns Vorstellungsvermögen zu liegen. Er ist gekränkt, weil ich offenbar nicht mehr in seiner Obhut bleiben will. Er behandelt menschliche Seelen, aber er merkt nicht, wie groß meine Angst ist, dieses Haus, diesen Park, diese ganze makabre Isolation zu verlassen.

IV

September 1964

Nun ist ja alles wieder in Ordnung, sagt Mutters nun nicht mehr ganz so besorgtes Gesicht. Jetzt hast du dich gut erholt, die Arbeit wird dir wieder leichter fallen. Sie ist zu Besuch bei uns, um mir den Übergang zu erleichtern. Ich weiß nicht, was sie von dem weiß, was vor sich gegangen ist. Wenn sie etwas weiß, ignoriert sie es. Sie verliert sich, wie so viele Mütter, die das Beste für ihr Kind wollen, im Wunschdenken. Und ›Verstimmungen‹, die über Wochen und Monate andauern, gibt es in Büchern, aber nicht in unserer ehrbaren Familie. Sie wirtschaftet in der Küche, überbrückt Perioden des Schweigens zwischen Heinz und mir mit munterer Gesprächigkeit, hat Einfälle, die Heinz aus seiner Lethargie und mich aus meiner Angst reißen wollen. Aber Lethargie und Angst haben lange, zähe Fäden, die in ihren Nährböden haften und sie nicht loslassen. Sie weiß ja auch gar nicht, daß es sich um Lethargie und Angst handelt, sie denkt vielleicht an Langeweile oder Mundfaulheit oder ehelichen Verdruß. Aber kleine Intervalle von Mißtrauen beginnen ihre Munterkeit zu zerbrökkeln, machen ihren fleißigen Mund für Augenblicke hilflos und ihre Blicke von Fragen wie betäubt: Wie war das doch mit Vater früher? Er schwieg oft lange, und man mußte ihn gewähren lassen. Aber dies, ist dies nicht etwas anderes? – Sie wehrt sich gegen das, was sie nicht zu fassen kriegt, mit ihren Mitteln. Sie ist eine Mutter und eine Frau des 19. Jahrhunderts: Man muß diplomatisch sein. Sie stellt das Radio an, fragt, ob es so recht ist, spricht mit Julchen wie mit einem kleinen Kind, fragt Heinz, was sie am nächsten Tag kochen soll, was er gern mag, ob ihm Blumenkohl recht ist, ob ihm der Schlafanzug recht ist, den sie für ihn gebügelt hat. Sie bringt es gerade noch fertig, nicht zu fragen, ob sie selbst ihm recht ist, ob ich ihm recht bin. Arme Mutter, du wirst aufatmen, wenn du diese Wohnung verlassen kannst, in der du mit deiner weiblichen Diplomatie des 19. Jahrhunderts nicht zu Rande kommst.

Julchen hat einen Gefährten bekommen, nachdem sich herausgestellt hatte, daß Verlassenheit und Stille das kleine Tier gänzlich zu überwältigen drohten. Das preußischblaue Fritzchen teilt nun seinen Käfig und sein Leben, läßt sich von ihm stupsen und mit schrillem Gezeter von Schaukel und Futternapf vertreiben. Beide jedoch scheinen glücklich mit dieser etwas gewalttätigen Form des Matriarchats. Bei jedem bekannten Geräusch, das eine gewisse

Phonstärke überschreitet, krächzen sie freudetrunken vor sich hin. Wenn ich morgens das Tuch abhebe, unter dem sie schlafen, sitzen sie so dicht nebeneinander, daß es aussieht, als gehörten die vier schwarzen Augen, die starr und verständnislos auf mich gerichtet sind, zu einem einzigen Tier. Fritzchen, zart und schlank gebaut, fliegt wie eine Schwalbe, während das schwerfälligere und verfressene Julchen bei dieser Tätigkeit Geräusche hervorbringt, die an einen Hubschrauber denken lassen.

Auch das scheint eine Erkenntnis zu sein, die erst aus meiner Depression erwuchs: Tiere sind etwas außerordentlich Fremdes. Die Kommunikation, die wir mit ihnen zuwegebringen, ist wie eine Brücke, von der wir nur die eine, unsere Hälfte kennen. Sich die andere Hälfte vorzustellen, bedeutet immer schon eine Vermenschlichung.

September 1964

Ausflug mit Mutter und Heinz nach Bad N.

Wir saßen auf der Terrasse eines Cafés, die halb von einer Markise überspannt war. Leuchtendes Orangerot stieß an blauen Himmel und ließ weiße Wölkchen verschwinden. Sogar Goldfische schwammen in einem kleinen Plätscherbrunnen. Ringsum saßen die Leute mit Urlaubs- und Sonntagsgesichtern, beschäftigt, Sahnetorten und Eispyramiden zu vertilgen, glücklich versonnen an Strohhalmen zu ziehen, zu lachen, zu erzählen oder sich der angenehmen Langeweile hinzugeben. Während Heinz und Mutter die Güte der vor mir stehenden Torte priesen, sah ich in die bunte Heiterkeit und glaubte, sie nicht noch eine halbe Stunde ertragen zu können, ohne laut zu schreien. Natürlich habe ich nicht geschrien. Aber ich bin wieder am Ende. Wie soll ich es Heinz und Mutter klarmachen, daß ich schon wieder am Ende bin?

Oktober 1964

Die Arbeit im Büro wird immer mehr zu einem Berg, von dem ich weiß, daß ich ihn bald nicht mehr überwinden kann. Kollegen sind zu Wesen geworden, die auf Anzeichen meiner Schwäche lauern und sie registrieren, wie etwas, was eine gewisse Befriedigung und Abwechslung in ihr Leben bringt. Sie sind nicht feindselig, sie sind eher großzügig und nachsichtig geworden. Sie wittern meine beherrschte Angst vor ihnen, freuen sich daran, ohne mir eigentlich übelzuwollen, sind vielmehr dankbar, weil nun wenigstens ich aus der Konkurrenz ausgeschieden bin und ihnen Gelegenheit

verschaffe, in meiner Abwesenheit lange Palaver zu halten, die nicht ihre eigenen Unzulänglichkeiten zum Gegenstand haben. Es spricht sich so gut über jemanden, der plötzlich mitten im Gespräch blaß wird und zu schwitzen anfängt, der sich, so wird man schon lange herausgefunden haben, mittags lang auf den Teppich neben den Schreibtisch legt, der in einem angefangenen Satz steckenbleibt und hilflos aus dem Fenster sieht, ohne ihn zu beenden. Es tut so wohl, Mitleid zeigen zu können und Rücksichtnahme, edle Gefühle, die das Selbstbewußtsein stärken und doch nicht viel kosten. Sie sind keine Geier, die über einem Sterbenden kreisen und seine letzten Zuckungen abwarten. Sie sind freundliche Menschen, die gute Ratschläge erteilen, die sagen, daß man eine Pause einlegen oder auch einen Tag zu Hause bleiben sollte. Warum kann ich mich nicht an diese doch so freundliche Oberfläche halten? Was kann ich mehr von ihnen erwarten als eben diese Oberfläche? Echte Anteilnahme, die eine Einfühlung in meinen Zustand voraussetzen würde? Gerade das würde mich zutiefst erschrecken und mich dazu bringen, nie wieder mein Büro zu betreten. Nur die Vortäuschung der Normalität, mit dem Wissen auf beiden Seiten, daß es sich um eine Vortäuschung handelt, macht meine Büroexistenz noch möglich.
Aber diese entsetzlichen Morgenstunden, in denen ich das große Gebäude betrete, als wäre es eine Riesenfalle, die über mir zusammenschnappt, die langen Gänge mit abgestandener Luft, in denen die Gefangenen munter und hektisch ihren Tag beginnen, telefonieren, auf die Schreibmaschinen einhacken, Floskeln produzieren, sich auf den Chef einstellen, Kaffee kochen, intrigieren, für Beerdigungskränze und Geburtstagsfeiern sammeln. Was nutzt es zu wissen, daß sie sich wohl dabei fühlen? Ich bin es, in der dieses Leben wie in einem Strom gesammelt wird, und das Wasser dieses Stroms ist schmutzig. Es ist eine Kloake, man ertrinkt in ihr, sobald man erkennt, daß man in ihr ist.

Oktober 1964

Heinz ist nicht mehr der Mensch, der den guten Willen hatte, sein Leben mit mir zu teilen. Etwas Fremdartiges, fast Gefährliches ist in seinem Blick, wie bei einem Tier, das man jahrelang gekannt hat und das nun seinen noch mühsam beherrschten Instinkt zur Zerstörung in sich wachsen fühlt. Mehr Angst als vor dieser Zerstörung habe ich davor, daß er mich verläßt.

Die Wände zwischen den Büros sind sehr dünn. Ich habe früher nie bemerkt, wie dünn sie sind. Hinter der linken Wand ist meistens Stille: Frau Dahn arbeitet leise, konzentriert, telephoniert wenig, ist allem Geschwätz abgeneigt. Dafür breitet sich hinter der rechten Wand eine Form von Büroexistenz aus, deren geräuschvolle Manifestationen mich zur Verzweiflung bringen. Fräulein Franziska Schmid wirkt hinter dieser Wand, in Schlesien geboren und aufgewachsen, reiferen Alters, mit eisernen preußischen Augen versehen, die alle Schwächen und Disziplinlosigkeiten bis auf den Grund durchschauen und mißbilligen. Ein unsichtbarer Dreispitz thront auf ihren grauen Locken. Sie hat den Schritt eines Feldherrn, der durch Schlachtendonner über Reihen von Leichen setzt. Das Schlimmste aber ist die Stimme. Sie ist nicht preußisch diszipliniert, sie ist hektisch, wortreich, aber nicht wortgewandt, sich in den Ausdrücken merkwürdig vergreifend, oft bis zu schrillem Diskant ansteigend, sich überschlagend, empört, hartnäckig, als gelte es, das zähe Leben einer Katze mit Worten zu erwürgen. Fast alle ihre Gesprächspartner am Telephon scheinen Feinde zu sein, die aus unerfindlichen Gründen an ihr teuerstes Gut, die Filmrollen oder irgendwelche Karteikästen, heranwollen. Nur manchmal gluckst es eifrig zustimmend durch die Wand. Der muntere Ausruf ›Ach, du blaue Donau‹ ist zu vernehmen. Sie ist dann für sich allein und hat irgendeinen Druckfehler oder eine falsche Buchungsnummer aufgespürt. ›Ach, du blaue Donau‹ ist der akustische Höhepunkt eines Festes, das sie ungehemmt für sich allein feiert, weil einer der Kollegen einen nun von ihr entdeckten Fehler gemacht hat. Es gibt nichts, was sie davon abhalten könnte, ihn dem Chef und allen anderen Kollegen zu melden. Solche Augenblicke sind die Sternstunden ihres Lebens, und sie hat wahrscheinlich mehr davon als andere von ihrer ersten Liebe oder einem glücklichen Familienleben. Ab und zu erscheint sie an meiner Tür und erkundigt sich nach irgend etwas. Ihre eisernen Augen mustern meinen Schreibtisch und mich, konstatieren wieder einmal, daß sich mein Spott und meine Herablassung in Schwäche verwandelt haben. Sie wackelt etwas mit dem Kopf, aber das macht nichts, ihre Seele wackelt nicht. Sicher ist sie längst ihrem Trieb gefolgt und hat mittags, wenn es so still bei mir war, ihr eisernes Auge an das Schlüsselloch gepreßt. Sie wird gesehen haben, wie ich lang und erschöpft auf dem Teppich lag. Ich warte darauf, daß sie mich fragt: »Warum legen Sie sich mittags auf den Teppich? Wenn man schon soweit gekommen ist, sollte man den Anstand haben zu kündigen. Was wollen Sie eigentlich noch hier?« Ich werde in mich zusammenfallen und ihr zum ersten Mal recht geben. Sie wird in ihr Zimmer zurückgehen und glücklich vor sich hin sagen: ›Ach, du blaue Donau.‹.

Oktober 1964

Viel schlimmer aber ist es, wenn einem Menschen, die man früher gern gesehen und geschätzt hat, zuwider werden. Wie erfrischend war noch vor einem Jahr das Erscheinen von Herrn Stramin. Angetan mit einem bunt befleckten weißen Kittel, streicht er seit Jahren an, was es in diesem riesigen Gebäude zu streichen gibt. Die Arbeit nimmt, ihm ein beschauliches und sorgenloses Dasein gewährend, nie ein Ende. Er scheint einem Spitzwegbild entsprungen, wohlbeleibt, mit kleinen roten Backen und einer weißen Mütze auf dem Kopf, der nur der Zipfel fehlt, um an kleinstädtisch geruhsamen Schlaf und friedliches Begießen von Topfpflanzen denken zu lassen. Aber nicht Topfpflanzen, sondern Johann Sebastian Bachs unsterbliche Werke sind Herrn Stramins Lebensinhalt.

»Die Kantate Nr. 84, kennen Sie die? Ich habe sie letzten Samstag auf Tonband genommen. Die Oboe, so zart. Wissen Sie, das kann man gar nicht so ausdrücken.«

Er spitzt seinen Mund, hebt zu pfeifen an. Wohl nicht ganz richtig, aber so andächtig, so ergriffen, daß der unsterbliche Meister selbst seine Freude daran gehabt hätte. Der Pinsel in der kleinen fetten Hand versucht, mit runden Bewegungen eine Vorstellung davon zu geben, was der gespitzte Mund nicht ganz zu vermitteln vermag. Er kennt fast alles, was Bach komponiert hat. Seine einfache Seele hat diese anspruchsvolle Musik aufgesogen wie eine Pflanze das Wasser, das sie zum Leben braucht.

»Wenn ich den Bach nicht gehabt hätte, als meine Frau so elendig starb, wissen Sie, sie ist an Unterleibskrebs gestorben, dann wäre ich auch gestorben«, sagt er, steht rund und ernsthaft mit seinem Mützchen in der Tür, und niemand wird bezweifeln können, was er sagt. »Sie verstehen, was ich meine«, sagt er vertrauensvoll, wenn er mit seinem Vokabular nicht ganz zu Rande kommt. Getreu der Weisheit Wilhelm Buschs ›Das Reden tut dem Menschen gut, wenn er es nämlich selber tut‹, läßt er sein am Schreibtisch sitzendes Gegenüber nicht viel zu Worte kommen. Er muß sprechen, weil er fast immer allein ist. »Seit meine liebe Frau tot ist, habe ich nur noch die Musik, verstehen Sie mich recht, das ist viel, sehr viel, aber es ist kein Mensch.« In seine Augen tritt eine

Feierlichkeit, die den feierlichsten Kantaten angemessen ist. »War das mal wieder schön, mit jemandem zu sprechen, der auch gern Musik hört«, sagt er gewöhnlich beim Abschied. Kleine Speicheltropfen sprühen aus seinem begeisterten Mund, in dem ein handfestes künstliches Gebiß die profane Tätigkeit des Beißens und Kauens versieht, während die empfindsame Seele die Töne exquisiter Musik daran vorbeibläst.

Er war mir immer willkommen, auch wenn ich sehr wenig Zeit hatte. Und nun ist er mir zuwider.

»Sie sehen sehr elend aus«, sagte er gestern, sich im spuckesprühenden Pfeifen einer Bachschen Tonfolge unterbrechend, »meine Frau sah auch so aus, als es mit ihr bergab ging. Verstehen Sie mich recht, es muß ja nicht dasselbe sein.« Er sah etwas betroffen aus, als wäre ihm bewußt geworden, daß er etwas Unpassendes gesagt hatte, und pfiff dann etwas weniger hingebungsvoll weiter. Ich fühlte mich so elend, wie sich seine Frau kurz vor ihrem Tod gefühlt haben mochte. Die feiste biedere Gestalt im bunt bekleckssten Kittel mit der verwunderlichen Vorliebe für Töne, die ein Mann namens Bach erfand, drückt mich zu Boden. Er ist keine frische Brise mehr, er ist ein eintöniger Wind, der an meinen Nerven zerrt. ›Verstehen Sie mich recht, verstehen Sie mich recht. Verstehen Sie mich recht.‹ Was, um Himmels willen, soll ich noch recht verstehen? Herr Stramin, werde ich zu ihm sagen müssen, bitte besuchen Sie mich vorläufig nicht mehr, ich bin überarbeitet, nervös, bitte verstehen Sie mich recht. Natürlich wird er nichts verstehen und mich mit betroffenen Augen ansehen wie ein vertrauensseliger Hund, dem man einen Fußtritt versetzt hat. Nein, ich kann das nicht machen, ich werde ihn wie alles andere ertragen müssen. Ich werde weiter zuhören müssen, wenn er erzählt, daß er im Thermalbad war und daß das Wasser für Leib und Seele so heilsam sei: ›Sie glauben gar nicht, wie gut das tut, man ist wie neu geboren. Sie sollten auch mal dorthin gehen. Wie neu geboren fühlt man sich danach, wie neu geboren.‹

Die gepfiffenen Passagen legen ein Gitter aus spitzen Tönen um mich herum. Wie ein fetter Molch glotzt die ehemals freundliche Gestalt aus dem Schlamm ihrer Behaglichkeit zu mir herüber.

Oktober 1964

Auf Frau Dahns Drängen und weil ich immer blasser und magerer werde, habe ich einen anderen Internisten aufgesucht. Es fing alles wieder von vorne an: Blutsenkung, Blutbild, Lebertest etc. Außer einer durch die vielen Medikamente und Schlafmittel beeinträch-

tigten Leberfunktion konnte man nichts finden. Ich muß nun jeden Morgen vor dem Dienst in ein überfülltes Wartezimmer, um auf neue Traubenzucker- und Vitamininjektionen zu warten. Der Arzt namens Weiler sieht aus, als spiele er in seiner Freizeit Renaissance-Musik auf einer Laute. Auf seinem Schreibtisch stehen Blumen, liegen einige Halbedelsteine und Kristalle, quer über den Schirm der Lampe läuft eine winzige Spielzeug-Eisenbahn aus Holz. Diese Attribute verstärken den Eindruck, daß einem ein Mann gegenübersitzt, der die Leiden seiner Patienten in das Netz eines Wissens zieht, das nicht nur gründlich erworben und gewissenhaft angewandt, sondern auch auf eine fast feminine Weise intuitiv ist. Wahrscheinlich erklärt das den ungeheuren Zulauf in seiner Praxis.
»Wir wollen mal sehen, was sich machen läßt«, sagte er. Und das war wohl das Gescheiteste, was er sagen konnte. Nur keine törichten Hoffnungen aufkommen lassen.
Die letzte Visite bei Dr. Henrich hätte ich ihm und mir ersparen sollen. Warum glaubt man immer, man müßte den unangenehmen Dingen ehrenhaft ins Auge sehen, auch wenn es ganz überflüssig ist? Übermannt von dem Gefühl der Vergeblichkeit, achtete ich nicht mehr auf das, was er sagte, und eröffnete ihm mit ganz trockenen Worten, daß ich mich in die Behandlung von Dr. Weiler begeben würde. Was ging es mich schon an, wenn ein Arzt eine Patientin an einen Konkurrenten verlor. Was war bedeutungsloser, alltäglicher als das.
Für ihn sah es offensichtlich anders aus. Ich habe nie vorher einen Menschen so deutlich und wahrnehmbar erbleichen sehen wie ihn. Er zog mit sinnloser Präzision eine Karte aus einem Karteikasten und legte sie vor sich hin.
»Haben Sie sich das genau überlegt?« fragte er mit belegter Stimme. Als ob ich noch irgend etwas genau überlegen könnte. Wußte er nicht einmal, daß ich mir nichts mehr genau überlegen kann? Kein Mensch scheint sich auch nur annähernd vorstellen zu können, wie schlecht es mir geht. Eine Stille trat ein, die aus seinem Atem, dem Anspringen eines Autos und dem Gurren von Tauben bestand. Dann erhob er sich hinter seinem Schreibtisch. Seine grauen verläßlichen Augen sahen trübe aus. Sie entließen mich in eine Zukunft, in der es mir nicht mehr irgendwann einmal gut gehen wird.
»Ich kann Sie nicht zurückhalten«, sagte er eisig. »Und grüßen Sie Herrn Weiler.« Er brachte mich zur Tür und zog sie sorgfältig hinter mir zu.

Oktober 1964

Es ist so, als ob Heinz nicht bei mir, sondern bei meiner Krankheit bleibt. Sie verpflichtet ihn, nicht ich. Sie beginnt auch, ihn zu interessieren, wie etwas, was man nicht alle Tage zur Hand hat. Er stellt Fragen in bezug auf das, was in meinem Kopf vor sich geht. Er will genau wissen, warum ich Angst habe, wenn ich sage, ›ich habe Angst‹. Ich habe erst dadurch bemerkt, wie oft ich das sage. Aber ich kann es nicht definieren. Worauf ist meine Angst bezogen? Ich habe vor allem Angst, ich habe Angst, weil ich existiere. Meine Angst ist wie Hunger und Durst, aber sie ist nicht zu stillen. Manchmal ist sie in den Abendstunden verschwunden, aber dann taucht sie morgens mit unverminderter Gier und Zerstörungskraft wieder auf. Niemand begreift, daß man Angst haben kann, nur weil man existiert.

Heinz hat mich auch mit großer Beredsamkeit dazu gebracht, auf Tonband zu singen: Eine Strophe von ›Wenn ich ein Vöglein wär‹, mehr kam nicht dabei heraus. Obgleich viel dunkler als früher, klang die Stimme wie die eines Kindes, das auf eine schwachsinnige und bodenlose Weise traurig ist, erschreckend und mir selber fremd, da es ja nicht Traurigkeit und Schwachsinn sind, die mich ausmachen. Es war so, als hätte meine Stimme auf etwas vorgegriffen, was der Verstand bisher noch abgewiesen hat.

»Das ist ein Dokument«, sagte Heinz stolz und zum ersten Mal seit langer Zeit wieder über etwas erfreut.

November 1964

In S. ist ein Psychotherapeut, der Entspannungsspritzen gibt. Man soll bei ambulanter Behandlung etwa eine Stunde schlafen können und sich danach ausgeruht und wohl fühlen. Sich eine Stunde wohlfühlen – welch eine unmöglich erscheinende Vorstellung! Nur die Hoffnung läßt sie zu.

November 1964

Dr. Svenn hat seine Praxis in einer aufgefrischten alten Villa mit einem kleinen Park. Wir mußten sehr lange warten, bis ich an der Reihe war, aber für eine Stunde Erlösung hätte ich auch die ganze Nacht bis zum anderen Morgen gewartet. Er hörte sich meine Geschichte aufmerksam an, sprach mit unverbindlicher Verbindlichkeit. Wieder einmal wurde eine Karteikarte ausgefüllt. Ich wurde in einen kleinen Raum mit einer Couch und einer Tischlampe geführt. Eine halbe Stunde später kam Dr. Svenn mit der Spritze. Allein für die wenigen Minuten zwischen dem Einstich und dem Verlieren des Bewußtseins hat sich die Fahrt nach S. gelohnt. Wie eine warme steigende Flut drang die Flüssigkeit durch meine Adern bis in die Füße und dann hinauf zum Kopf in die Augenlider. Die qualvolle Umklammerung meines Ichs löste sich wie in einer Narkose, und ich hatte für einen Augenblick das fast mystische Gefühl einer erfüllten Leere, während sich Dr. Svenns blasses Gesicht über mich beugte. Ich weiß nicht, wie lange ich geschlafen habe. Das milde Licht der Lampe fiel in mein Erwachen. Seit Jahren bin ich nicht mehr so aufgewacht, so ausgeruht, so ungequält, vom Schlaf noch wie von einem erquikkenden Bad umfangen. Und noch nie bin ich einem Menschen so dankbar gewesen wie Dr. Svenn. Am nächsten Morgen war natürlich wieder alles beim alten. Aber ich weiß nun wieder, wie normale Menschen aus einem Schlaf erwachen.

Dezember 1964

Ich lebe nur noch für die kurze Spanne Erlösung in S. Dr. Svenn hat mehrere Räume, in denen seine Patienten ihren kurzen Schlaf halten. Es sind immer sehr viele jüngere Männer in seinem Wartezimmer. Ob sie auch den Schlaf nötig haben? Sie sehen alle ganz normal aus, sie lesen oder sehen ruhig vor sich hin. Aber vielleicht sehe ich auch so normal aus, wenn ich da sitze und warte. Oft muß man zwei Stunden oder länger warten. Dr. Svenns leptosome Gestalt hat, obwohl der Oberkörper etwas vornüber gebeugt ist, etwas Schwereloses an sich. Wahrscheinlich ist es seine Tätigkeit, die seinen Schritt fast lautlos macht, seine Stimme sanft. Sandfarbenes, schütteres Haar über ebenmäßigen Gesichtszügen, die nur deshalb nicht ganz bedeutungslos erscheinen, weil sie durch einen Ausdruck von Angestrengtheit belebt sind. Er scheint sich mit dem Schlaf verbrüdert zu haben, für andere, nicht für sich selbst.

Dezember 1964

Wie soll ich aus dieser Lage herauskommen? Heinz kann ich nichts davon sagen. Vielleicht war doch alles eine Halluzination, die mit der Injektion zu tun hat. Ich wachte langsam auf und bemerkte, daß ich nur noch durch die Nase atmen konnte. Mein Mund war durch einen anderen Mund verschlossen, einen angenehmen, warmen, nicht zu feuchten Mund. Ich weiß nicht, wie lange ich in meiner Benommenheit brauchte, um das Ungewöhnliche dieser Lage ganz zu erfassen. Die fremden Lippen lösten sich langsam ab und flüsterten: »Dornröschen, aus dem Schlaf erwachend. Weißt du, wie schön du bist?« Und ähnliches mehr. Dr. Svenns sympathisches Gesicht lächelte über mir. Er lag auf den Knien neben der Couch und schien sein überfülltes Wartezimmer vergessen zu haben. Ich glaube, ich habe meine Augen einfach wieder zugemacht und mich zur Seite gedreht. Einige Minuten später war niemand mehr im Zimmer. Ich war nicht erschrocken und nicht wütend und nicht abgestoßen. Nur maßlos erstaunt. Ich muß abwarten, ob sich dieses seltsame Zwischenspiel beim nächsten Mal wiederholt.

Dezember 1964

Es hat sich wiederholt. Es war keine Halluzination. Wieder flüsterte Dr. Svenn etwas vom erwachenden Dornröschen, nachdem er seinen Mund von meinem gelöst hatte. Ein 39jähriges Dornröschen. Ein alternder Prinz mit überfülltem Wartezimmer und schütterem Haar. Bin ich nun sein einziges Dornröschen oder handelt es sich um eine Dornröschenorgie größeren Stils? Wie viele Dornröschen mag er in seinen verschwiegenen Räumen hingegeben wachküssen?

Vielleicht gehört das mit zur Therapie. Ich bin sehr geneigt, diese Erklärung anzunehmen, weil ich ihm so dankbar bin und weil er immer so angestrengt aussieht. Vielleicht sieht er deshalb so angestrengt aus. Ein desolates, heruntergekommenes Dornröschen, das nicht so einfach zu küssen ist.

Dezember 1964

Die merkwürdige angenehme Ohnmacht nach dem Erwachen verhinderte meinen Vorsatz, einfach zu fragen. Mein Verstand ist klar. Die Konventionen sagen mir, was ich tun müßte, wenn Dr. Svenn mir zu Leibe rückt. Aber was die Depressionen von den Konventionen noch übriggelassen haben, vernichtet der Zustand der schwebenden Erleichterung, das Gefühl der Indifferenz gegenüber allem, was nicht mit der Befreiung von der vernichtenden Umklammerung meines Ichs zu tun hat. Wenn Dr. Svenn es so will, dann bin ich Dornröschen und empfange seine Küsse wie hauchdünne Seifenblasen, die aus ungewisser Dämmerung steigen und ein kurzes Leben haben. Sie duften nach Eau de Cologne, sind sanft und zerplatzen lautlos, sobald er aus dem Zimmer gegangen ist.

Januar 1965

Gestern waren Dr. Svenns Küsse nicht mehr wie Seifenblasen. Eine Spur von Aggressivität störte meinen Schwebezustand und ließ mich endlich unwillig fragen:
»Machen Sie das mit allen Ihren Patientinnen so?« Er richtete sich abrupt auf und sah mich an:
»Wie können Sie so etwas glauben!«
Er lächelte nicht. Sein Blick warnte mich davor, weiterzusprechen. Er weckte mich endgültig aus meinen Seifenblasenträumen. Jeder Ausdruck von Unverbindlichkeit war daraus verschwunden. Es war nicht der Blick eines alle therapeutischen Mittel ausschöpfenden Arztes oder eines unsanft aufgeweckten Märchenprinzen, sondern der Blick eines beleidigten, getroffenen Mannes. Er verließ wortlos das Zimmer.
Als ich später im Flur auf Heinz wartete, kam er aus seinem Sprechzimmer, lächelte an mir vorbei und sagte mit der glatten uninteressierten Höflichkeit eines zuviel beschäftigten Arztes:
»Auf Wiedersehn, gnädige Frau.«

Januar 1965

Ich habe Heinz erklärt, daß mir Dr. Svenns Entspannungsschlaf nichts mehr nützt, daß er mir zwar für eine kurze Zeit eine trügerische Ruhe schenkt, mich nachher aber um so deprimierter und unruhiger macht. Ich bin verzweifelt, weil wieder eine Hoffnung vernichtet ist. Aber was sollte ich anders tun? Hätte Andrews Existenz unsere Ehe nicht schon mit der erschreckenden Einsicht in ihre totale Zerstörbarkeit bedroht, wäre ich wahrscheinlich trotz allem, was gestern vorgefallen ist, bereit gewesen, für meine zwei Stunden der Erlösung zu bezahlen. Zu bezahlen mit der Erduldung morbider Anwandlungen von Leidenschaft eines alternden Mannes für eine gemütskranke, seinen ärztlichen Fähigkeiten anheimgegebene Frau.
Aber wäre ich wirklich bereit gewesen, nachdem die Grenze der mir möglichen passiven Hinnahme überschritten war? Seine Küsse auf Hals und Schultern und Brustansatz, sein Flüstern und Stammeln hätte ich hingenommen. Daß er aber, als ich zwischen Spott und Hilflosigkeit fragte, ob er das nicht sein lassen könne, meine Hand unter der Decke hervorriß und an sein hartes Geschlechtsteil preßte, war zuviel. Auch in einem seelischen Zustand, in dem landläufige Moralbegriffe und Empfindungsweisen sich längst zersetzt haben, gibt es noch Türen, die sich vor Räumen verschließen, in denen die Selbsterhaltung um jeden Preis gedeiht.

Leider gibt es sie, diese sich unerbittlich schließenden Türen. Ich bin verzweifelt, daß es sie gibt.

April 1965

Ich habe alles noch einmal durchgelesen, was ich aufgeschrieben habe. In den letzten Monaten konnte ich nicht mehr schreiben. Alle Worte waren verbraucht. Und was hätte ich noch zum Ausdruck bringen können? Das stundenlange Ausharren in Dr. Weilers und Dr. Hartmanns Wartezimmern? Die Kälte des Winters, die ich in ihrer ganzen monotonen Feindseligkeit erlebte? Das nagende Verlangen nach Schlaf, das schon beim Erwachen begann? Die stumme Zwiesprache mit den Wellensittichen, deren Augen den Ausdruck schwarzer angstvoller Befremdung nicht verlieren, wenn sie auf mich gerichtet sind? Die unbeschreibliche Überwindung, die jeder Handgriff und jede Bewegung an den meisten Tagen erfordert?
Nichts ändert sich. Ich bin nicht einmal schwachsinnig geworden, was doch ganz gewiß eine Wohltat wäre.

April 1965

Besuch bei Mutter Elfriede im Heim. Heinz erzählte ihr von Frau R., die nun endlich im Alter von 83 Jahren sanft entschlafen ist. »Das möchte ich aber nicht«, sagte Mutter Elfriede wie ein Kind, dem man erzählt hat, daß es einmal ein Engelchen werden soll. Sie möchte nicht sanft entschlafen. Nach den 18 Jahren, die sie nun auf dem Rücken liegt, möchte sie noch weitere 20 Jahre auf dem Rücken liegen. Sie kann weder die Beine anwinkeln, noch kann sie sich auf die Seite drehen. Sie kann nur auf dem Rücken liegen. Ihr Stuhlgang kommt nur nach Einnahme starker Tabletten, und zwei Schwestern müssen dabei sein, wenn er kommt. Ihr bleicher Leib ist aufgedunsen, sie ist wundgelegen, hat Schmerzen in den Beinen und muß gefüttert werden, denn ihre Hände zittern so, daß sie keinen Löffel halten kann. Sie liegt in einem sauberen, aber unfreundlichen Raum, weiß, daß ein Fenster links neben ihrem Bett ist, aber kann niemals hinaussehen. Ihr Blickfeld umfaßt eine Tür, die Seite eines dunkelbraunen Schrankes, einen Fernsehapparat, einen Tisch und dahinter die unförmige Gestalt einer alten Frau, die mit Gicht in den Beinen den ganzen Tag in einem Sessel verbringt. Ihre blinden Augen hat sie gegen das Fenster gewandt, als sammle sie den trostlosen Abglanz einer diffusen Helle in ihnen. Sie wartet auf einen Besuch, der niemals kommt. Vielleicht sieht Mutter Elfriede die Blätter der Bäume vor dem Fenster, die

sie nicht sehen kann, in diesen toten Augen widergespiegelt. Sie wird diesen Raum nie wieder lebendig verlassen. Aber sie möchte nicht sanft entschlafen.
Und ich laufe herum, habe Arme und Beine, die ich frei bewegen kann, ich werde im Auto herumgefahren, gehe spazieren, kann mich bücken und auf die Seite drehen, soviel ich will. Ich sehe Straßen, Häuser, Gärten und den Himmel. Aber ich habe keinen größeren Wunsch, als sanft zu entschlafen. Es ist nicht eigentlich ein Wunsch, sondern geradezu eine Gier, die mich dazu treibt, die 83jährige Frau R. glühend zu beneiden, aber auch Mutter Elfriede zu beneiden, die es nicht nötig hat, sanft zu entschlafen, weil eine rätselhafte Euphorie die Grausamkeit ihres Leidens überdeckt. Bekannte und Verwandte halten das für Seelenstärke und Charaktergröße, aber ich weiß, daß es eine Veränderung ihrer Chemie ist, genauso wie meine Depression eine Veränderung meiner Chemie ist. Diese Dinge sind so leicht zu verwechseln.
Die junge Frau im Bett an der anderen Wand hat auch Multiple Sklerose, aber ohne euphorische Zustände. Sie ist erst 32, und es ist möglich, daß sie noch 20 oder auch 40 Jahre auf dem Rücken liegen wird. Ihr kleiner Sohn saß artig am Fußende ihres Bettes und betrachtete sie fasziniert, während ihre Hände in der Luft zitterten, um eine Tasse zu greifen.
»Warum sprichst du immer so undeutlich?« fragte er schließlich. »Pappi sagt, du könntest nicht anders. Wann kannst du denn endlich wieder anders?«
Aus dem Bett kam eine Antwort, die wie das unartikulierte Wimmern eines gequälten Tieres war.
»Daß die immer so weint«, sagte Mutter Elfriede verächtlich. »Ich wein doch auch nicht. Manchmal weint sie die ganze Nacht.«
Die alte Frau im Sessel erwachte aus ihrer Sprachlosigkeit, richtete ihre toten Augen in die Ecke und sagte haßerfüllt:
»Die soll sich zusammennehmen.«
Auf dem Tisch stand unser Nelkenstrauß, rot leuchtend und besonders schön im schon beschlossenen Untergang. Menschen sind nicht wie Blumen. Ich habe das einmal geglaubt, als ich jung war und auf die ästhetisierenden Aussagen idealistischer und romantischer Gedichte hereinfiel. Sie waren gefährlich, diese Gedichte, sie waren eine große Lüge, ein durch und durch falscher Ausgangspunkt. Man sollte schon den Kindern beibringen, wie Menschen krepieren, damit sie nicht erstarren, wenn sie es später miterleben.

Mai 1965

Gestern abend habe ich versucht, wieder Auto zu fahren. Es wurde ein Fiasko. Ich prallte beim Rückwärtssetzen gegen einen Baum, da mir wohl das Empfinden für Abstände und das angemessene Bedienen des Gashebels abhanden gekommen ist. Es wird die Wirkung der Medikamente sein: Stelabid, Noveril, Vesalium, Dystologes und anderes mehr. Es wird alles ausprobiert. Vielleicht halten sie mich in dem Zustand, der es mir gerade noch ermöglicht, mich ins Büro zu schleppen.

Dr. Hartmann sagt immer noch: »Sie hätten länger in meiner Klinik bleiben müssen, ambulant ist so etwas nicht zu behandeln.« Ich möchte wieder in die Klinik, zu den verkalkten Frauen, zu dem Essen, das man nicht selber einzukaufen braucht, in den Park, wo niemand einen fragt, warum man so lange untätig vor sich hin blickt. Vielleicht würde ich Heinz vermissen, der mich jetzt in den Morgenstunden wie früher in die Arme nimmt, um meine Angst zu beschwichtigen.

Bad B. Juni 1965

Ein fast unentwegtes Rauschen scheint der Grundtenor dieses Urlaubs zu werden. Aus grauem, aber dennoch wie mit Licht durchwirktem Himmel fällt das Wasser: in Tropfen, die wie zerplatzende Knallerbsen auf die Platanen im Kurgarten prasseln, in langgezogenen Silberfäden, die nirgendwo unterbrochen scheinen, in windzersprühten Schleiern, die sich mit beharrlicher Anmut über die Rasenflächen legen. Brunnen laufen über, spiegelnde Lachen entstehen, auf denen Blumenblätter schwimmen. Die rotsandigen Waldwege saugen das Wasser auf wie Schwämme. Eine Straße führt durch den Mundatwald zur französischen Grenze: eine lange gewundene Straße, die immer bergab führt, und man kann sich gar nicht erklären, warum das so ist. Sie ist sehr einsam, und abends stoßen Vögel dunkle, erstaunte Laute aus, als hätten sie noch nie ein Auto gesehen. An beiden Seiten ziehen sich, von Tannen schwarz beschattet, Wassergräben hin, die in unergründliche Tiefen zu reichen scheinen. Immer kommt mir das Wort ›Abendland‹ in den Sinn, wenn wir mit abgeschaltetem Motor, fast lautlos die Straße bergab rollen.

Für mich könnte es kein schöneres Wetter geben. Die übrigen Kurgäste scheinen jedoch anderer Meinung zu sein. In ihren Regenhäuten sehen sie aus wie griesgrämige Fische, die durch die Wand eines Aquariums glotzen. Vor den Schaufenstern der kleinen Stadt bilden sich Gruppen von ihnen. Halb aufsässig, halb in ihr Schicksal ergeben, betrachten sie die ausgestellte Ware. Das Küchenhandtuch mit dem aufgedruckten Kalender von 1966 hängt noch immer rechts über dem rosa Spitzennachthemd, auf dem zwei tote Fliegen ihre letzte Ruhe gefunden haben. Das Schachspiel im Fenster nebenan scheint die Eröffnung des Spiels für alle Ewigkeiten in seine weiß-braunen Felder gebannt zu haben. Aber die Auslage des Metzgerladens wechselt täglich. Taufrische Petersiliensträußchen umkränzen violette Leberfladen und Pyramiden von rot-weiß Gehacktem, säuberlich auf weißem Porzellan arrangiert, um einen allerdings immer gleichen Schweinekopf aus Gips, der ein vierblättriges Kleeblatt in der Schnauze hält, als müsse die Trennung eines Schweinekopfes vom Rumpf als ein besonderer Glücksfall angesehen werden. Trotz des Kleeblatts sieht er tückisch aus, er scheint entschlossen, in der nächsten Minute gegen die ihm zugedachte Aufgabe zu rebellieren. Ich habe lange davor gestanden und überlegt, ob Schweine eigentlich Zähne haben. Gesehen habe ich nie welche, und der Gedanke erscheint mir fast pervers.

Bad B. Juni 1965

Wir haben ein eigenes Badezimmer mit zwei Waschbecken, einem Bidet, einer Wanne und einem Klo. Wenn man auf letzterem sitzt, sieht man aus einem großen, tiefreichenden Fenster in die Baumkronen des Hotelgartens. Rotbuchen, Edeltannen und Birken sind Zeugen eines trivialen Geschehens, das sich gewöhnlich hinter hoch gelegenen Milchglasscheiben abspielt. Dieses Klo erscheint mir als der größte Luxus, der mir je im Leben zuteil wurde, wahrscheinlich weil er in dieser Form so selten ist.
Manchmal liege ich lange auf meinem Bett, während Heinz spazierengeht. Ich tue das, was Dr. Müller im Sanatorium H. mir empfohlen hat: Ich betrachte die Natur. Die weitgeöffneten Fenster geben mir das Gefühl, mich im Wald zu befinden, in einem Regenwald, der mich mitten im sanften Rauschen auf einer hochgelegenen trockenen Insel die übrige Welt vergessen läßt. Tauben brechen grau und weiß aus den Baumkronen. Am Himmel vereint sich das Licht südlicher Länder mit dem Grau irischer oder schottischer Horizonte.
Auch in solchen Stunden spüre ich die Zeit. Aber sie ist keine Vernichtung, die sich auf Zifferblättern abspielt, sondern ein wohltuendes Vergehen in entlegenen Räumen, die nichts mit mir zu tun haben.

Bad B. Juni 1965

Der Koch trinkt täglich vier Flaschen Wein während seiner Arbeit, sonst kann er nicht kochen. Ich habe sehr viel Verständnis dafür, aber den Hotelbesitzer treibt es zu Ausbrüchen von Verzweiflung. Klein, etwas verwachsen, sehr beredt, macht er zuweilen seine Honneurs während der Mahlzeiten. Er spricht meist von den unlösbaren Problemen des Hotelgewerbes. Im Hotelgarten hat er einen kleinen, übervölkerten Ententeich angelegt, weil das Treiben des Federviehs die Nerven von Managern und Geschäftsleuten beruhigen soll. Ich habe noch nie jemanden dort sitzen sehen, nur manchmal stehen Leute, die nicht im Hotel wohnen, am Zaun und wundern sich, wie der Tümpel in den gut gehaltenen Hotelgarten gekommen ist.

Bad B. Juni 1965

Gestern, beim Nachdenken über meine Jugend, kam mir mit überraschender Deutlichkeit die Erinnerung an einen Vorfall in der Schule, dem ich damals nicht die geringste Bedeutung beilegte und den ich bis gestern vollkommen vergessen hatte.

Wir nahmen bei Fräulein Dr. Menzig die Iphigenie von Goethe durch und hatten einen Hausaufsatz über Orest und Pylades zu schreiben. Zwei aus unserer Klasse mußten den Aufsatz vor den anderen vorlesen: Marlis Gutmann, ein stämmiges blondes Mädchen, das Ausgeglichenheit, gewissenhaftes Arbeiten und eine unerschütterliche Heiterkeit zu seinen Tugenden zählen konnte, und ich.

»Vielleicht versteht die Klasse, warum ich gerade Sie beide den Aufsatz vorlesen ließ.« Ich bin sicher, daß die Klasse so wenig verstand wie ich. Aber heute verstehe ich, daß diese überaus scharfzüngige, vom Schuldienst gelangweilte Lehrerin sich wahrscheinlich ein kleines Privatvergnügen geleistet hat. Zwei an ihren klassischen Beispielen gemessen zwar recht unzulängliche, aber doch hinreichend extreme Charaktere sprachen in naiver Unwissenheit von der Färbung ihres Schicksals, indem sie ihren Hausaufsatz vorlasen.

Bad B. Juni 1965

Ich grüble immer wieder darüber nach, ob es irgend etwas anderes in diesen Jahren gab, was darauf hinweisen könnte, daß ich einmal, vierundzwanzig Jahre später, verzweifeln würde, nur weil ich lebe.

Der Krieg brach aus. Aber nicht für uns. Wir lebten unser Leben nicht anders als vorher, mit Hölderlin und Rilke, mit verschwommener Sehnsucht nach Größe, mit Angst, die sich vorwiegend auf Mathematikarbeiten erstreckte, und pubertärer Entfremdung von den Eltern. Für Ideologien waren wir noch nicht zuständig, sie blieben abstrakt, genauso wie der Tod, den sie weit von uns entfernt verbreiteten. Die sogenannten Ewigkeitswerte der Liebe, der Schönheit und der Wahrheit beherrschten noch unser Leben, während die ersten Phosphorbomben fielen. Haben wir Menschen mit gelben Sternen an den Kleidern gesehen? Vielleicht haben wir sie gesehen, aber wir nahmen sie nicht wahr. Rilkes ›Weise von Liebe und Tod‹ und Otto Gmelins ›Konradin‹ vernebelten unsere Sinne. Alle menschlichen Gebrechen sühnte noch immer reine Menschlichkeit. Eine backfischhafte bürgerliche Idylle, die mit der teuflischen Umwertung aller Werte nichts gemein hatte.

In den Köpfen der meisten Altersgenossen sah es ähnlich ungetrübt, edel und einfältig aus, vor allem, wenn sie mit Blut- und Bodenliteratur gefüllt waren. Von Vetter Otto besteht noch ein rührendes Zeugnis jugendlicher Begeisterung und fröhlicher Beschränktheit: ein Bericht über eine Italienfahrt mit ›Kraft durch Freude‹ aus dem Jahre 1938. Ich habe seinen Wortlaut deshalb so genau in Erinnerung, weil ich kurz vor dem Zusammenbruch Tränen darüber gelacht habe:

›Von D. Abfahrt abends 6.05 Uhr. Der Bahnhof war festlich mit Fahnen geschmückt, es erklang die Weise: Muß i denn, muß i denn zum Städele hinaus. Man sah nur frohe Gesichter, ein jeder hatte wohl ein Dankbarkeitsgefühl im Herzen zu unserem Führer, der es uns ermöglichte, Italien zu sehen, die Sehnsucht eines jeden Deutschen. Sieg Heil!‹ ...

Die Tatsache, daß Otto wenige Jahre später vor Stalingrad fiel, ist eine unter den kleinen millionenfachen Ironien des Schicksals. Im Bund Deutscher Mädel ging es um den Sport, ums Singen, ums Blockflötenspielen und andere Späße. Marianne und mir gelang es, wenn wir in Dreierreihen zum Sportplatz marschierten, den durch eine Trillerpfeife der Scharführerin angegebenen Marschrhythmus durch ebenso laut gepfiffene Walzertakte wirkungsvoll durcheinander zu bringen, so daß nur noch ein kichernder Jungmädchenhaufen und die empörte schrille Stimme der Führerin übrigblieben. Aber das war beileibe kein Protest gegen das System, sondern purer Spaß.

Nur als Hitler einmal in unsere Stadt kam und alles, was Beine hatte, zusammenkam, um ›Sieg Heil‹ zu schreien, wurde mir etwas beklommmen. Vielleicht war es die Menschenmasse, die stundenlang auf den Bürgersteigen ausharrte, die aus allen Fenstern quoll, wie Trauben an den Laternenpfählen und in den Bäumen hing, sich unzählbar auf Mauern, Zäunen und Dachfirsten reihte, die drängte und wogte und schob und stampfte, die hysterisch und wie ein einziges Ungeheuer zu schreien begann, als der erste Wagen der Kolonne erschien, jedenfalls fühlte ich eine wachsende Beklemmung, die sich erst dann löste, als unmittelbar neben meinem Standplatz ein kleiner kräftiger Mann durch eine Apfelsinenkiste brach, gerade in dem Moment, als er nach stundenlangem Warten dem Führer ins Auge blicken wollte.

Bad B. Juni 1965

Mit uns im gleichen Zimmer, in dem nur vier Eßtische stehen, die immer sehr schön und gepflegt gedeckt und mit kleinen Vasen voll Stiefmütterchen und Anemonen dekoriert sind, speist eine Gruppe von Leuten, die zwei Kinder bei sich haben. Welchen von diesen Leuten die Kinder gehören, weiß ich nicht, sie kümmern sich alle gleich wenig darum. Das kleine Mädchen wird sieben oder acht Jahre alt sein, der Junge, dem Babyspeck noch nicht ganz entwachsen, vielleicht drei oder vier. Während Anita eine spitze, flinke Zunge hat, lassen die wenigen Worte, die Ludwig spricht, an einen dicken Wind in einem rostigen Ofenrohr denken. Die Kinder sitzen artig, bescheiden, manierlich bei Tisch, und wenn ich von meinem Platz aus Anitas dünne baumelnde Beine nicht sehen könnte, würde ich denken, sie wären unnatürlich. Während das herzförmige Gesicht unter weißblonden Ponyfransen offenbar andächtig den Worten der Erwachsenen lauscht oder ins Essen vertieft ist, sind die Beine in einer ständigen Bewegung, die, auf eine heuchlerische Art und Weise, sich dem mageren Oberkörper nicht im geringsten mitteilt. Das Kind ist nervös, könnte man mitleidig daraus schließen, es versucht, seine Unruhe vor den Erwachsenen zu verbergen. Aber ab und zu nimmt das rechte Bein einen kurzen Anlauf und tritt mit emporgewinkelter Fußspitze gegen das, was von Ludwigs unteren Extremitäten unterhalb des Tischtuchs zu sehen ist. Das kurze stämmige Bein, das so übel malträtiert wurde, zieht sich langsam aus der Reichweite, wahrscheinlich wurde es unter den Hosenboden gezogen. Ein etwas betroffener Mund, der im Kauen innehält, ist das einzige Zeichen dafür, daß er schmerzempfindlich ist. Auch draußen im Garten gab es kein Protestgeschrei, als Ludwig träumerisch mit dicken Händen in einer Pfütze planschte und seine Schwester, sich vorher vergewissernd, daß niemand in Reichweite war, mit beiden Händen gegen sein hingehocktes Hinterteil stieß, so daß er mit himmelblauem Anzug mitten in die Pfütze fiel. »Ludwig hat sich wieder schmutzig gemacht«, rief Anita mit schriller Stimme, und irgendeiner der zugehörigen Erwachsenen eilte aus einem Liegestuhl auf der regensicheren Terrasse herbei, um Ludwig einen Klaps zu versetzen. Er schrie nicht einmal, als er neulich vor dem gläsernen Forellenkasten am Eingang stand, von der noch lebenden Eßware sichtlich fasziniert, und Anita ihn sadistisch mit blutender Nase aus seinen Betrachtungen erwachen ließ. Er blickte dumpf vor sich hin, als versuchte er vergeblich zu ergründen, warum diese Schicksalsschläge ihn heimsuchten. »Warum machst du so was?« fragte ich Anita, die wie üblich eine pastellfarbene Schleife im Pferdeschwanz trug. Im ersten Augenblick war sie erschrocken, weil sie sich unbeobachtet geglaubt hatte, sie fing sich aber schnell und fragte mit der empörten Stimme einer Frau, die von der Unantastbarkeit ihres Intimlebens überzeugt ist: »Was geht denn Sie das an?«

Bad B. Juni 1965

Ich bin sehr froh darüber, daß ich keine Kinder habe, obwohl ich wie die meisten Menschen manchmal der Vorstellung anheimfalle, daß mein Leben durch das Aufziehen eines Kindes einen Sinn bekommen würde. Aber das Kind wird dann später dasselbe denken und so weiter, und so weiter. Wir sind sehr zu bedauern, wenn es anders keinen Sinn zu finden gibt. Auch der natürliche Drang der Fortpflanzung war nie blind und stark genug und auch nicht der Egoismus, irgend etwas haben zu müssen, um ein Vakuum in mir zu füllen. Ich konnte mich, auch als ich viel jünger war, nie mit dem Gedanken befreunden, ein Kind in diese Welt zu setzen, um nicht allein zu sein, um etwas lieben zu können, was aus mir selber stammt, etwas zu haben, was mir gehört, von mir abhängt und mir womöglich für seine Existenz noch dankbar sein soll. Und ich war fassungslos über die Unbedenklichkeit, mit der die Menschen nach dem Krieg, diesem Inbegriff des Wahnsinns und der Unmenschlichkeit, darangingen, das Menschenpotential wieder aufzufüllen, als ob es keinen Wahnsinn und keine Unmenschlichkeit gegeben habe, als ob es sie nie wieder geben würde. Eine merkwürdige stupide Art des Vertrauens. Mich ekelte oft vor dieser planlosen kaninchenartigen Fruchtbarkeit, die durch nichts zu erschüttern ist.

Meine freiwillige Unfruchtbarkeit ist der einzige Protest gegen dieses Leben, den ich zu leisten imstande bin. Sie rechtfertigt meine Anklagen, meine allzu vielen Worte der Negation, mein sonst so vergebliches Aufbegehren. War ich bisher nicht fähig, mit der Beendigung meines eigenen Lebens zu protestieren, so tue ich es wenigstens damit, daß dieses Leben nach meinem Tod nicht in einer neuen Existenz weitergeht. Jetzt schaudert mich bei dem Gedanken, ich könnte ein Kind haben. Wie könnte ich seinen Anblick ertragen. Wie könnte ich es aufwachsen sehen, so wie ich einmal aufgewachsen bin: vertrauensvoll und geborgen am Anfang, dann nach und nach die ersten Wunden empfangend und schließlich mit der ganzen Erbarmungslosigkeit dieses Daseins konfrontiert werdend. Niemals hätte ich es mir verzeihen können, wenn ich ein Kind in diese Welt geboren hätte, ohne imstande zu sein, ihm alles mit der Liebe Gottes zu erklären. Alle mütterliche Aufopferung, alle Sinfonien, alle Gedichte, alle Sonnenuntergänge und alle grünen Meere und Abenteuer und Liebesnächte der Welt hätten nicht ausgereicht, seine Geburt vor mir selbst zu rechtfertigen.

Wenn alle potentiellen Mütter so wären wie ich, würde die Menschheit aussterben. Es mag dahingestellt bleiben, inwieweit die Realisierung dieser Idee wünschenswert ist. Sorgen braucht sich niemand darum zu machen. Vielleicht will der allmächtige Geist über uns oder die Natur oder wie immer man das nennen mag, daß die Menschheit auf eine eklatantere Art und Weise zugrunde geht.

Bad B. Juni 1965

Im Sommer 1942 wurden wir von der Schule zum Ernteeinsatz verschickt. Auf dem Wege dorthin sahen wir das nach einem Luftangriff brennende Köln. Schwarze Fassaden standen aufrecht in roten Flammen. Der Dom sah von weitem so aus, als ginge ihn das alles nichts an.

Vier Wochen in einem Moseldorf, in dem man geistig nicht viel anders lebte als im Mittelalter. Ein katholischer Pfarrer war unumschränkter Herrscher über die dreihundert Seelen, selbst der Ortsbauernführer konnte nichts gegen ihn ausrichten. Man wusch die Holzböden mit Milch auf, wies unerbittlich Hamsterer aus den Städten ab, falls sie nicht Damastdecken oder Juwelen zu tauschen hatten. Nachts lief eine Frau durch die Gassen, und stieß dabei langgezogene Schreie aus: »Helmut, Helmut, Helmut.« Das war ihr Sohn, der an der Front gefallen war. Am anderen Morgen schrien die Schulkinder: »Helmut, Helmut, Helmut«, und woll-

ten sich darüber totlachen. Eine Gelbsucht, die mich hinterrücks überfiel, lieferte mich diesen nächtlichen Wahnsinnsschreien und ihren Nachäffungen wehrlos aus.
Im März des nächsten Jahres, sofort nach dem Abitur, ergriff mich die Kriegsmaschinerie: Arbeitsdienst in Pommern. Wir waren immer müde, immer hungrig, obwohl wir reichlich zu essen hatten, liefen in schweren Schnürstiefeln über schweres gelbes Land zu den Bauern, schrubbten, spülten, kochten Buttermilchsuppen und Kartoffeln mit Speck, banden in flimmernder Hitze Garben, sangen in der Morgenfrühe die Hakenkreuzfahne an, keuchten beim Gasmaskenappell durch die Wiesen, sammelten Schuhe und Waschschüsseln im Garten auf, die gelangweilte Führerinnen während unserer Abwesenheit aus dem Fenster geworfen hatten. An Rebellion dachte niemand. Wir hatten satt zu essen, und stand nicht die Note ›sehr gut‹ für Führung im R.A.D.-Paß, dann durfte man nicht studieren. Das war eigentlich das einzige, was uns wirklich bewegte.
Schlimmer war der anschließende Kriegseinsatz als Straßenbahnschaffnerin in Berlin. Chronischer Zustand überreizter Müdigkeit, da im Schlafsaal nur eine Birne brannte, die nachts für kaum zwei Stunden ausgemacht wurde. Berlin zeigte ein eisiges, graues Kriegsgesicht. Frostbeulen an den Fingern, die Menschen bissig, verärgert, manchmal arrogant. Einmal ein Ausflug nach Potsdam, mit der S-Bahn an verschneiten Seen und Wäldern entlang, Orgelspiel in der frosterstarrten Garnisonkirche. Und an einem Nachmittag brachte ein alter Mann ein Stück Geburtstagskuchen mit in die Straßenbahn, weil ich immer so traurig aussähe. Es kam auch vor, daß man den Straßenbahnwagen erstürmte, während ich draußen stand, um dem Gemetzel mit Aktentaschen, Püffen und oft unflätigen Worten zu entgehen. Irgend jemand zog an der Klingelschnur, die Bahn fuhr ab. Ich blieb stehen mit meiner Geldkassette vor dem Bauch und war zu müde, um darüber zu lachen. Damals kam mir wohl zum ersten Mal die Idee, daß Totsein eigentlich besser wäre.
Danach im März 1944 starb Vater einen Tod, der nicht zu seinem geregelten Beamtendasein paßte, einen ganz und gar ungeregelten Tod. Bei Beginn eines Luftangriffs schleifte ihn eine zu früh anfahrende Straßenbahn etwa zwanzig Meter mit. Ich sah zum ersten Mal einen Toten. Er lag in der Kapelle des evangelischen Krankenhauses in H. Sein weißes Haar hatte man so über den Kopf verteilt, daß man keine Wunden mehr sah. Er lag da, wie fast alle aufgebahrten Toten liegen: noch sichtbar, aber nicht mehr

ansprechbar, steinern und abgelebt, aber mit einem etwas mürrischen Ausdruck, den er im Leben nicht gehabt hatte. Ich setzte mich neben ihn mit dem Entschluß, nun endlich zu begreifen, was das war: der Tod, ein Toter. Erst als eine vom Frühlingswind hereingewehte Fliege sich in eckigem Hin und Her über seinem Kopf bewegte und sich dann zwischen seine Augen setzte, genau da, wo der Bügel seiner Brille eine Vertiefung hinterlassen hatte, fühlte ich so etwas wie eine Erschütterung. Daß er sich nicht dagegen wehren konnte, das machte ihn endgültig tot, machte ihn zu einem Gegenstand, der nicht mehr mein Vater war und nur noch da war, um fortgeschafft zu werden.

Mein erstes Semester in Marburg: eine kurze Idylle mitten in weltweiter Zerstörung. Berauscht von Fliederduft und Freiheit, versuchte ich, Krieg und Luftangriffe zu vergessen, hörte ich die ersten philosophischen Vorlesungen, sang im Studentenchor das Requiem von Mozart, lag auf der Burgmauer in der Sonne, machte lange einsame Spaziergänge und versäumte es, dem NS-Studentenbund beizutreten. Als im August die Universitäten geschlossen wurden, mußte man sich zum Kriegseinsatz melden. Ich hatte mit einem kleinen Trupp Studentinnen, die ebenso unklug gewesen waren, meinen Einsatz in einer Munitionsfabrik zwischen Kassel und Marburg abzuleisten. Ich saß in einem kellerartigen Gewölbe an einem Drehtisch und untersuchte mit einer stabförmigen Birne Granatenfüllungen auf ihre Fehlerlosigkeit. Zwölf Stunden in der Nacht hintereinander dasselbe tun, ist schon eine kleine Hölle. Dazu kam, daß mir das Einatmen der Füllmasse auf den Magen schlug. Ungarische Jüdinnen, Polinnen und weibliche deutsche Strafgefangene in grauen Drillichanzügen sahen stumpf und hoffnungslos aus den Augen, hatten bläuliche Lippen, rote Haare und gelbe Gesichter und Hände. Sie sahen aus wie zu einer langsamen Hinrichtung aufgetakelte Gespenster. Auch meine Haare wurden rot und meine Hände gelb. Ab und zu mußte ich mich übergeben. Mißtrauisch verfolgten mich die Aufpasser mit den Augen und sahen mich feindselig an, wenn ich an meinen Platz zurückwankte. Niemand sagte ein Wort. Die Granaten wurden auf Holzgestellen, die an langen Ketten von der Decke hingen, an die Drehtische gefahren. Das unaufhörliche Rasseln der Ketten, die gelben Gesichter, die dumpfe Sprachlosigkeit begannen nachdrücklich meine Träume zu gestalten. Ich war ein Rädchen in der großen Maschinerie der Vernichtung geworden, funktionierte aber so schlecht, daß man mich nach Hause schickte. Wäre Vater nicht tot, Richard nicht an der Front und mein Blut nicht arisch gewesen, hätte mir das schlechte Funktionieren wenig genutzt, so wenig wie den anderen, die dableiben mußten. Was dann noch kam an Luft- und Tieffliegerangriffen, an Hunger und Schlaflosigkeit, war gemessen an dieser kleinen Hölle nicht mehr so schlimm.

Wer könnte sagen, was und wieviel von diesen Erfahrungen sich in uns niederschlägt, für Jahre und Jahrzehnte unbemerkt bleibt und dann langsam oder plötzlich aufbricht wie eine Wunde, die doch nicht verheilt war. Wie viele Konzentrationslager, wie viele Luftangriffe und sibirische Gefangenschaften mögen heute noch ihre unheilträchtigen Nachwirkungen haben? Wieviele Menschen sterben noch heute daran, ohne daß sie es wissen? Aber an irgend etwas muß man ja schließlich sterben.

Bad B. Juni 1965

Auch für mich kamen nach dem Krieg Jahre des Vergessens, der Abenteuerlust, der durchtanzten Nächte. Nur der tote Soldat, über den ich nach einem Luftangriff kurz vor dem Kriegsende stolperte, trat ab und zu in meinen Träumen auf. Er lag vor der Türschwelle, lang ausgestreckt auf dem Rücken, als habe er sich zum Mittagsschlaf dorthin gelegt. Sein Koppelschloß drückte sich schmerzhaft in meine rechte Brust. Ich stützte mich mit der einen Hand auf seinen Hals, um wieder hochzukommen, und sagte: »Entschuldigen Sie bitte.« Er war vielleicht siebzehn oder achtzehn Jahre alt, hatte borstiges, karottenrotes Haar und blaue, weit aufgerissene Augen, in denen überhaupt kein Ausdruck war. Aus seinem halb geöffneten Mund lief ein dünner Faden Blut. In meinen Träumen stand er zunächst aufrecht, aber ich sah an seinen aufgerissenen Augen, daß er tot war, und dann fiel er langsam rückwärts wie eine Wachsfigur.

Bad B. Juni 1965

Heute siegte die Sonne über den Regen. Schon am frühen Morgen richteten die Leute begeistert ihre Gesichter gegen den Himmel. Sie sahen nicht mehr aus wie Fische, sondern wie Menschen, die etwas anbeten. Nachmittags war die Terrasse des kleinen Kurhauses überfüllt. Bei Kaffee und Kuchen lauschte man dem Badenweiler Marsch und Heinzelmännchens Wachtparade. Manche Leute sahen aus, als feierten sie mit jedem Ton eine freudige Wiederbegegnung. Im Schaufenster des Metzgerladens, auf dem die Sonne stand, krochen die Petersiliensträußchen in sich zusammen. Der Schweinekopf sah müde aus, als verlangte ihn nach Schatten.

»Das Barometer steigt«, sagte beim Abendessen fröhlich unser Hotelbesitzer, wurde dann aber etwas nachdenklich, weil ihm zu Bewußtsein kam, daß der Koch nun mindestens eine Flasche mehr zu trinken brauchte, um stilgerecht zu kochen.
Ich bin wie der Schweinekopf, ich brauche Schatten, und ich brauche Regen, langsam fallenden, unaufhörlichen Regen, der mir die Illusion verschafft, daß nichts Schreckliches in dieser Welt passieren kann.

Bad B. Juni 1965

Gewisse Schriftsteller und Journalisten versuchen heute gerne, ihren Lesern klarzumachen, wie einschneidend für das ganze Leben erste sexuelle Erfahrungen sind. Wie war das mit mir? Ging doch etwas schief mit Jacques? Ist er etwa mitbeteiligt am Zustandekommen meiner Krankheit?
Die Frage ist abwegig und bedarf eigentlich keiner Antwort, denn es gibt kaum ein Ereignis in meinem Leben, an das ich leichteren Herzens zurückdenke als an das Verhältnis mit Jacques.
Er war Arzt, aber das war er nur nebenbei. Im Hauptberuf war er Jäger. Er erlegte junge Frauen und Mädchen mit einer Begabung zur Promiskuität, die nur durch die geheimnisvollen Gesetze der geschlechtlichen Anziehungskraft in gewissen Schranken gehalten wurde. Immerhin waren diese Schranken so großzügig, daß sich Stupsnasen und edle Profile, füllige Ammenbrüste und kleine Marmorhügel, ausladende Hinterfronten und knabenhafte Hüften, kraftstrotzende Rubensarme und staksige Mädchenbeine dahinter versammeln konnten. Eine Ausnahme machte er mit schwarzen Augen, die er nicht leiden konnte, weil er selber schon welche hatte. Und eine unumgängliche Bedingung stellte er: seine Beute mußte Stöckelschuhe tragen. Bei unserer ersten Begegnung hatte ich zufällig welche an.
Er war ein Prachtexemplar, und wenn er ein Stier gewesen wäre, hätte man ihn mit den höchsten Preisen bedacht und als Zuchtbulle verwendet. Doch mit letzterem wird man ihm nicht ganz gerecht, er verfügte auch über ein Vokabular an Zärtlichkeiten, das allerdings etwas beschränkt war. Besser schon waren, wie ich erst heute richtig zu beurteilen weiß, seine Fingerübungen, die er raffiniert und kennerisch praktizierte. Auch ging es ihm, wie sich denken läßt, nicht darum, sich fortzupflanzen, sondern eher um das Gegenteil. Es war allerhand, was ich nach der ersten Nacht und ihren unvermeidlichen Blutströpfchen und ihrer wohl ebenso unvermeidlichen Lustlosigkeit mit ihm erlebte. Ich bin ihm heute

noch dankbar, weil alles so problem- und schmerzlos, so perfekt, so erfahren und ästhetisch vor sich ging.
Aber ich erinnere mich auch noch sehr genau an die nachdenkliche Enttäuschung, die mich befiel, als ich mich nach der fünften oder sechsten Nacht in der erfrischenden Einsamkeit meines Zimmers wiederfand. Alles, was ich über diesen mir nun genau und detailliert bekannten Vorgang gelesen hatte, mußte schamlos erlogen oder doch wenigstens mit allzu reichlicher Fantasie ausgeschmückt worden sein. Das heißt, nicht so sehr der Vorgang selbst, sondern das Nachher. Zumindest eine Frau müßte nach meiner Bücherweisheit in einem Ozean von anhaltender Entzükkung, lustvoller Erinnerung, sehnsüchtigem Trennungsschmerz oder doch wenigstens von Scham und Reue schwimmen. Mir war nur ein kleines Tümpelchen von Vorfreude auf die nächste Nacht geblieben, deren mögliches Ausbleiben mich auch nicht zum Weinen gebracht hätte, so wie ein Kind ja auch nicht unbedingt schreit, wenn es nicht jeden Tag Butterkremtorte bekommt. Ich wunderte mich, wie sehr ich mein Alleinsein genoß, wie präzise mein Verstand arbeitete, wie unberührt und unverwandelt ich war. Es war mir völlig egal, was Jacques in diesem Augenblick oder in der nächsten Nacht oder den ganzen Tag lang mit seinem schönen Körper machte. Es war mir ebenso egal, was er über mich oder anderes dachte. Wahrscheinlich hatte ich schon erkannt, daß man in seinen Augen höchstens sich selbst betrachten konnte, daß außer der unübertrefflichen Mannigfaltigkeit seiner sexuellen Erfahrungen und seinem medizinischen Wissen sich nicht viel dahinter befand. Etwas später kam mir der Verdacht, daß er eigentlich Jakob hieß und seine Haare bleichte. Immer stärker wurde auch das Gefühl, daß er mir dunkelblond lieber gewesen wäre. Als mich dann eine gewisse Monotonie in unseren Beziehungen zu irritieren begann und ich einmal aus irgendeinem Grunde vergaß, ein Rendezvous mit ihm einzuhalten, zog ich den banalen Schluß, daß es mit Sex und Ästhetik allein nicht getan war. Überdies hatte ich die tröstliche Gewißheit, daß Jacques nicht untröstlich war. Mein Interesse wandte sich ungestört und restlos anderem zu. Und erleichtert stellte ich meine Stöckelschuhe in den Schrank, um sie für andere festliche Gelegenheiten aufzuheben.

Bad B. Juni 1965

Die Rosenstengel in der Vase aus Glas sind mit kleinen silbernen Bläschen besetzt. Wenn wir arm wären, hätte ich diese Vase nicht

vor mir stehen. Wir wohnten auch nicht in diesem Hotel mit herrlicher Aussicht von der Toilette. Wir äßen Bratkartoffeln mit Sülze statt Chateaubriand. Aber die Allgemeine Ortskrankenkasse würde wahrscheinlich mehr für meine Arztrechnungen bezahlen als unsere Privatversicherung. Oder werden Depressionen auch in dieser sozialen Institution noch als ein Luxus betrachtet, den sich nur Amerikaner leisten können, die einen Psychoanalytiker für zwanzig Dollar die Stunde bezahlen können?
Wir sind Akademiker, die im Falle der Not für sich selber aufkommen. Wir sind Akademiker mit fünf Rosen auf dem Tisch, in einem Hotel, das wir gerade noch bezahlen können. An welchem Tisch säße ich, wenn Heinz Arbeiter wäre und ich Hausfrau mit vier Kindern? In einem Müttergenesungsheim, in dem man muntere Spiele spielt und in einem Schlafzimmer zu dritt oder zu fünft schläft? Es gäbe auch keinen Pfälzer Wein, der den Verstand so angenehm umnebelt. Nur die Tatsache, daß wir morgen wieder nach Hause müssen, umnebelt er nicht. Dann muß ich wieder ins Büro, damit der kostspielige Lebensaufwand bezahlt werden kann.
Aber es war schön hier. Der Regen war schön, das Essen so, daß man fast alles aufessen konnte, und Heinz war wie früher, ehe die große Torheit meines Lebens über ihm zusammenbrach. An Andrew denke ich kaum noch. Ich kann mir sein Gesicht nicht einmal mehr richtig vorstellen. Ich habe die Stimmen von ganz und gar gleichgültigen Leuten im Ohr, wenn ich es will. Aber Andrews Stimme nicht. Sein Gesicht ist ein länglicher hellbrauner Fleck mit einer Pfeife darin geworden. Seine Stimme ein Surrogat, das ich nicht einmal mit diesem Fleck in Verbindung setzen kann. Ich bin weder froh noch traurig darüber. Ich bin gar nichts mehr, was Andrew betrifft.

Juli 1965

Wir haben die Wellensittiche aus dem Vogelladen wiedergeholt. Vier Tage lang saßen sie wie kleine verschreckte Geier auf der Stange, mit viel zu großen krummen Schnäbeln und dünnen Hälsen. Sie wagten kaum sich zu rühren, ehe sie die veränderte Umwelt in sich aufgenommen und verarbeitet hatten. Julchen faßte sich zuerst, indem es eine Freßorgie veranstaltete, der auch die kleine, am Gitter befestigte Kalktafel zum Opfer fiel.
Dr. Weiler meinte, ich hätte mich gut erholt, das Zunehmen an Gewicht sei nicht so wichtig, ich müsse mir nur etwas asiatischen Gleichmut angewöhnen. Das war genauso, als wenn er gesagt

hätte, ich solle mir endlich braune Augen zulegen.
Im Büro haben sie in meinen Schreibtischschubladen herumgewühlt, um ein angefangenes Manuskript zu finden. »Sie hätten das ja auch vor Ihrem Urlaub abgeben können«, sagte Franziska Schmid. Ihre Handgelenke sind vom vielen Tennisspielen noch kräftiger geworden, und in ihrer Telefonstimme liegt eine hysterische Energie, die mich in meinem Schreibtischsessel hängen läßt wie ein Tier, dem man das Blut ausgesogen hat. Sie liebt Hitze, verkündet diese Tatsache lauthals, kann gar nicht genug davon kriegen, entfaltet eine emsige Geschäftigkeit, die sich in die Pappmoleküle der dünnen Trennwand einzunisten scheint. Ich sehne mich nach pfälzischem Regen und hasse die heiße Luft, die über den Dächern der katholischen Kirche flimmert wie tödliches Gas.

August 1965

Bei Mutter zu Besuch. In der frühen Dämmerung des Sonntagmorgens kam Heinz an mein Bett. Er sah grau aus und hatte seine Hände auf seinen Leib gepreßt. Nach langem Telefonieren kam eine Ärztin, die Notdienst hatte, und stellte akute Blinddarmentzündung fest. Heinz wurde von zwei Männern aus der Mansarde in einen Krankenwagen getragen. Ich fuhr mit unserem Auto hinterher. In dem kleinen Rückfenster des Krankenwagens glaubte ich eine Hand zu erkennen, die mir langsam zuwinkte. Im Krankenhaus kam Heinz auf eine andere Bahre. Er hatte noch seinen blauen Pyjama an, mit den lächerlichen Initialen auf der Brusttasche und graue Wollsocken an den Füßen. Er sagte: »Was auch mit mir passieren mag, du mußt mir glauben, daß ich es immer gut mit dir gemeint habe.« In diesem Augenblick wußte ich genau, daß es für meine Depression kein Ende geben würde, wenn er sterben würde. Andrews Existenz, Feindseligkeiten und ehelicher Verdruß waren ausgelöscht, eine dunkle Drohung wollte mir das nehmen, was mich vor der gänzlichen Vernichtung bewahrte. Man könnte eine rührselige Geschichte daraus machen. Aber es ist eine so traurige und ganz und gar banale Geschichte, daß erst der Tod und nicht einmal er selbst, sondern seine plötzlich greifbare Möglichkeit uns mit der Faust im Genick auf das stößt, was wir eigentlich schon lange hätten begreifen müssen.
Heinz wurde in aller Eile operiert, und der Chirurg sagte mir nachher, daß es so gerade eben noch gutgegangen wäre.

Zusammennehmen, zusammennehmen, zusammennehmen. Ich habe das Wort schon so oft gedacht, daß es gar keinen Sinn mehr für mich hat. Die Eisdecke unter meinen Füßen droht wieder einzubrechen. Nachts höre ich das Wasser gurgeln und die dünne Schicht knacken und knistern. Eine bleierne Hand liegt wieder auf meiner Schulter, manchmal auch auf meinem Kopf und macht mich schwerer, als ich bin. Mir ist übel, ich habe Magenschmerzen. Die Gegend um das Sonnengeflecht ist steinhart. Die alte Angst beginnt wieder zu nagen. Welcher Krankheit bin ich ausgeliefert?

Heinz geht es den Umständen entsprechend gut, seine Temperatur ist allerdings noch sehr erhöht. Ich war heute so krank und durcheinander, daß ich nicht mehr gewagt habe, das Auto selber zu fahren, und mich von einem Taxi ins Krankenhaus habe bringen lassen. Auch Rosen habe ich ihm mitgebracht, obwohl ich doch wissen mußte, daß er abgeschnittene Blumen verabscheut. Als er sie sah, schloß er gequält die Augen, ein Zeichen dafür, daß er Fieber hatte, sonst hätte er sich nichts anmerken lassen.

Das zweite Bett in seinem Zimmer ist von einem jungen starken Mann belegt. Er hat irgendwelche Schmerzen, mal hier, mal dort. Er sah so überwältigend gesund aus, daß ich fragte: »Was tun Sie denn hier?« Er war zuerst sehr beleidigt, aber dann trat eine hilflose Angst in seine Augen, die die braungebrannte Gesundheit des sie umgebenden Fleisches auf eine groteske Weise noch unverwüstlicher erscheinen ließ. Hoffentlich habe ich nicht eine solche sichtbare Angst in meinen Augen, bei mir erschiene sie zwar weniger grotesk, aber auch wenig dazu angetan, Heinz wieder gesund zu machen. Ich glaube, ich habe diese Angst in meinen Augen, denn Heinz scheint erleichtert, wenn ich wieder gehe. Er kann meinen Anblick nicht ertragen. So wenig wie den der abgeschnittenen Blumen.

August 1965

Heute war ich zum dritten Mal zum Röntgen. Aber es hatte keinen Zweck, weil der Kontrastbrei im Dünndarm steckengeblieben war. »Sie müssen morgen wiederkommen«, sagte der Arzt. »Bewegen Sie sich soviel wie möglich, machen Sie eine Wanderung, essen Sie nichts, was verstopft. Der Nächste bitte.« Im Röntgenraum wurde es plötzlich hell, und der Arzt sah so verfallen aus, als hätten sich die vielen Röntgenstrahlen, mit denen er in seinem

Beruf zu tun hat, wie gefräßige Würmer in seinem Körper eingenistet.
Ich bin im Wald herumgelaufen, an der Burgruine vorbei, auf deren Plateau Marianne und ich Hölderlin gelesen und uns über den Vorrang von Goethe und Schiller gestritten haben, an der Bank vorbei, auf der Heinz und ich vor fünfzehn Jahren Abschied feierten, ehe ich nach England fuhr. Aber ich dachte nicht daran, ich dachte an die Stelle in meinem Darm, die wie ein dünner, roter Gartenschlauch von einem eisernen Draht abgeschnürt war, um mein Leben abzuwürgen, nicht schnell, nicht barmherzig, nein langsam, in Zeitlupenabschnitte von Sekunden, Minuten, Tagen und Monaten eingeteilt.

August 1965

Dr. Lowitz teilte mir mit, daß der Röntgenbefund negativ ausgefallen sei. Er sprach von nervösen Verkrampfungen, die meine Beschwerden hervorrufen, schien meine Ungläubigkeit zu spüren und stellte fest, daß ich hypochondrisch bin.

August 1965

Heinz geht es besser. Aber mir geht es unverändert schlecht. Ich kann keine Nahrung bei mir behalten, habe Kopfschmerzen, die sich wie heiße Nägel in meine Schläfen hämmern, wenn ich mich bücke, um mich zu übergeben. Ich bin so krank, daß ich nicht einmal mehr Depressionen habe.

V

Krankenhaus W. September 1965

Ich glaube, heute ist Sonntag. An irgendeinem Tag vor etwa zwei Wochen hat mich Richard in die Neurologische Abteilung des evangelischen Krankenhauses in W. gebracht. Der Chefarzt, Professor Penz, ist für einige Wochen verreist. An seiner Stelle hat mich der Oberarzt, Dr. Ahmed, empfangen.

Während der Fahrt hierher war ich fast zuversichtlich und fest entschlossen, alles mitzumachen und zu tun, um wieder gesund zu werden. Ein neuer Versuch, der koste, was es wolle, zur Heilung führen mußte. Krankenhäuser sind mir, wie wohl den meisten Menschen, ein Greuel. Allein die Vorstellung, daß ein Gebäude aus Hunderten von Räumen besteht, in denen hohe Eisenbetten wie Inseln stehen, bedrückt mich. Jedes Bett eine Insel des Leidens von blankgewichstem Linoleum wie von Wasser umgeben. Inseln, auf denen geschwitzt, geseufzt, gefiebert, gestöhnt, geblutet, gebrochen und gestorben wird. Inseln der Hoffnung und der Verzweiflung. Inseln, auf denen man plötzlich und meist unvorbereitet sich selbst überlassen wird, auf denen man seinen Gedanken in einem Ausmaß ausgeliefert ist, daß man aufspringen und nach draußen laufen möchte, egal wohin.

Der Anblick des Krankenhauses, in dem ich nun auf einer solchen Insel existiere und vor dem Richard an jenem Tag vor zehn oder vierzehn Tagen seinen Wagen parkte, nahm mir einen großen Teil der mühsam angesammelten Zuversicht wieder weg. In der Abenddämmerung sah ich ein dunkelrotes riesiges Backsteingebäude, einen steingewordenen Inbegriff tausendfachen Elends, finster, feindlich, entmutigend. An seiner linken Seite klebte ein moderner Flügel, in dem die neurologische Station untergebracht ist. Er hat einen eigenen Eingang, aber er war verschlossen, und wir mußten durch den Haupteingang, der einen Spitzbogen hatte wie ein Kirchenportal und mich dennoch an Dantes Höllenpforte denken ließ: ›Laß alle Hoffnung fahren.‹ Wir gingen durch graugrüne, trübbeleuchtete Flure, unsere Schritte verhallten in steinerner Kälte. Es roch dumpf nach abgestandenem Abendessen. Über eine kleine Treppe erreichten wir die neurologische Station. Hier waren die Decken niedriger, die Türen glatt und die Böden aus schwarz-weiß marmoriertem Linoleum. Neben den Türen standen Vasen mit Blumen, die aussahen, als hätte man sie durch kochendes Wasser gezogen. Dr. Ahmed bat Richard, im Flur zu

warten, und nahm mich mit in sein Oberarztzimmer, das uns eng und überhitzt wie eine Schachtel umschloß und uns eine sinnlos erscheinende, bedrückende Zweisamkeit aufzwang. Richard hatte mir vorher gesagt, daß Dr. Ahmed Türke sei. Er war ein mittelgroßer, sehr bleicher Mann, der nicht besonders türkisch aussah. Ich versuchte, in seinen Augen hinter der Brille etwas zu finden, an dem ich meine in den letzten zehn Minuten gänzlich abgesackte Zuversicht wieder aufrichten könnte. Aber es war nichts da. Es war so, als ob seine Brillengläser nichts hindurchließen, keine Farbe und keinen Ausdruck. In gebrochenem und hartem Deutsch forderte er mich auf, Platz zu nehmen. Er saß mir an seinem Schreibtisch gegenüber und starrte eine Weile auf einige unbeschriebene Bögen, die er vor sich liegen hatte. Dann sagte er abrupt:
»Fangen Sie an!«
»Womit?« fragte ich töricht.
»Bitte sprechen, Krankheit beschreiben.«
Ich fing an, sämtliche Krankheiten aufzuzählen, die ich vom Säuglingsalter bis jetzt gehabt hatte. Es ging ganz von selbst. Ich hatte so viel Übung darin. Dann trat eine Pause ein, und ich wußte, daß es mit dem Aufzählen der körperlichen Defekte nicht getan war.
»Warum sind Sie hier?«
»Ich habe Depressionen.« Verzweifelt dachte ich, daß Richard ihm das Wesentlichste schon mitgeteilt haben mußte und daß mir dieses hier hätte erspart bleiben können.
»Sprechen Sie.«
Mein Versuch, mich diesem medizinischen Apparatschik mitzuteilen, muß sehr unzulänglich ausgefallen sein, denn er fuhr mich an, wenn ich nichts sagen wollte, könne er mir nicht helfen. Es war mir unmöglich, etwas von meinem Fehltritt, von meinem Schock bei seiner Aufdeckung und von Dr. Hartmanns Schuldgefühl-Diagnose zu erzählen. Nicht etwa nur, weil ich glaubte, ein Türke könne die differenzierten Gefühle einer westeuropäischen, sehr freiheitlich aufgewachsenen Frau nicht verstehen, ich hätte es auch nicht ertragen können, ein lebendiges erschreckendes Stück aus meinem Leben in seinen kritzeligen Buchstaben aus blauer Tinte auf weißem Papier erstarren zu sehen. Ich vergaß, daß ich grimmig entschlossen gewesen war, alles auszupacken, damit man vielleicht doch noch imstande war, irgendein Fädchen zu finden, an dem man das dunkle Ungeheuer aus mir herausziehen könnte wie einen faulen Zahn, der meinen Körper vergiftet. Ich hatte nur

den einen Wunsch, diese Zimmerschachtel und die Anwesenheit des Türken zu verlassen. Aber mühsam und sehr ungeschickt schilderte ich ihm wenigstens meine hypochondrischen Zustände.
»Ich habe oft Angst, daß ich Krebs haben oder kriegen könnte.«
Zum ersten Mal lächelte er etwas und sagte breit und mit einer gewissen Befriedigung:
»Alle Menschen haben Angst vor Krebs.«
Nachdem er meine Angaben über die Privatklinik T. und Dr. Hartmanns therapeutische Versuche aufgekritzelt hatte, sagte er barsch:
»Machen Sie sich frei.«
Und als ich seiner Aufforderung nachgekommen war:
»Waren Sie immer so mager?«
Die Mißbilligung in seiner Stimme stand einem Türken wohl an und konnte meine schwarze Entmutigung schon nicht mehr verstärken. Ich zog mein Jackenkleid wieder an, dessen vitales Rot in seltsamem Kontrast zu meiner ausgemergelten Gestalt und meinem zerfallenen Gesicht gestanden haben muß. Ich erinnere mich jetzt, daß ich mich in den letzten Jahren immer sehr habe überwinden müssen, wenn ich es anzog. Irgend etwas in mir wehrte sich gegen das Rot, als stellte es Ansprüche an mich, die ich nicht mehr erfüllen konnte.
Dr. Ahmed übergab mich einer Schwester, die mich in einem engen schäbigen Aufzug, der noch zum alten Teil des Gebäudes gehört, in dieses Zimmer im vierten Stock brachte. Die Schwester hatte jung und lieblich ausgesehen. Als sie das Neonlicht anknipste, sah sie immer noch lieblich, aber wächsern und wie eine lächelnde Tote aus. Ihre blonden Haare hatten die Farbe und Beschaffenheit von Sauerkraut. Zwei leere Eisenbetten standen da: schmal, hochbeinig, ganz und gar abweisend. Ich setzte mich auf das eine am Fenster und sagte: »Hier kann ich nicht bleiben.«
Die Schwester stellte sich vor mich hin und sagte mit einer Stimme, deren unschuldige, etwas erschrockene Mädchenhaftigkeit durch traurige Erfahrung mit depressiven Patienten offenbar noch nicht zerstört war: »Ich bringe Ihnen gleich etwas zum Schlafen. Und morgen früh sieht alles schon ganz anders aus.«
Sie ging zögernd hinaus, als Richard hereinkam.
Ich sagte: »Richard, ich kann hier nicht bleiben, nimm mich wieder mit, egal wohin.«
Auch er sah wächsern aus in diesem entsetzlichen Licht. Er machte eine Bettlampe an und das Neonlicht aus. Dann wußte ich, daß ich

bleiben mußte. Es war kein Widerstand mehr in mir, ich bestand nur noch aus Erschöpfung, die mir aus Richards Augen entgegenblickte, als hätte ich sie auf ihn übertragen.
»Ich bin fest davon überzeugt, daß sie dir hier helfen werden. Der Oberarzt hat sehr vernünftig mit mir gesprochen. Auch Türken können tüchtige Ärzte sein, und bald kommt ja auch der Professor.«
Er sah sehr müde aus, und ich hatte das Gefühl, daß ich meine ganze Familie zugrunde richtete: Heinz, Mutter und nun auch Richard. Als er gegangen war und ich auf dem hohen Eisenbett lag wie aufgebahrt, hörte ich in der Totenstille einen Eisenbahnzug herankommen und dicht unter meinem Fenster vorüberdonnern. Die großen Fensterscheiben vibrierten. Das war die letzte Entmutigung dieses Tages: Ich würde hier nicht einmal das können, was schon lange zum einzigen, unaufhörlich umkreisten Mittelpunkt meines Lebens geworden war: schlafen.
Die liebliche Schwester Edelgard prallte an der Tür mit mir zusammen, die ich im Nachthemd und auf bloßen Füßen geöffnet hatte. Sie brachte mich wieder ins Bett. Wahrscheinlich war ihre Dienstzeit schon lange meinetwegen überschritten, sie trug schon Zivilkleidung und sah im Halbdunkel aus wie ein Schulmädchen, viel zu jung und zu zart und zu kindlich für ihre schwere Aufgabe. Sie brachte mir ein Schlafmittel und Oropax. Ich hörte mein Herz dumpf und blubbernd in meinen verstopften Ohren schlagen, und dann überkam mich die maßlos ersehnte Stille und Dunkelheit.
Das war meine Ankunft in diesem Krankenhaus. Ich habe inzwischen eine Zuversicht wiedergefunden, die vielleicht nicht berechtigt ist. Aber allein, daß ich dies alles wieder in mein liniertes Heft, wenn auch kaum leserlich, schreiben kann, daß ich in diesem trostlosen Gebäude überhaupt den Mut habe zu schreiben, gibt mir Hoffnung. Dieses Heft wird noch wichtiger für mich sein als bisher. Es wird eine Projektion meiner Insel-Existenz sein, mit der ich die Gewißheit beibehalte, daß ich nicht nur vegetiere wie ein krankes Tier.

Krankenhaus W. September 1965

An fast alles, was in diesem Raum ist und vor sich geht, habe ich mich gewöhnt. Nur den Anblick der Vorhänge werde ich nicht ertragen lernen. Es sind vier lange, wie Fahnen die Fenster flankierende Feinde meiner mühsamen, auf Messers Schneide balancierenden Existenz. Sie bestehen aus jeweils drei Farben in breiten Längsstreifen: einem Rot, das mich mit seinem vitalen Protz

überfällt, einem Gelb, das an verfaulende Bananenschalen oder an Gelbsucht denken läßt, einem Blau, das so künstlich ist, daß ich das Meer, den Himmel und alle blauen Glockenblumen herbeirufen möchte, damit sie es ersetzen. Vielleicht wären die Farben einzeln noch auszuhalten, aber in dieser Zusammenstellung ist es unmöglich. Mit vereinten Kräften greifen sie mich an, verfärben mein Essen, meine Gedanken, meinen Schlaf. Was mögen sich die Menschen, die für diese Vorhänge verantwortlich sind, gedacht haben? Wahrscheinlich nichts. Wahrscheinlich waren sie besonders billig, weil sie sonst niemand kaufen wollte. Vielleicht hatte auch jemand den Einfall, die Farben könnten depressive Gemüter aufmuntern. Wieder eine Konfrontierung mit diesem lähmenden Unverständnis derer, die nicht wissen, wie einem zumute ist, wenn man Depressionen hat. Als ich am ersten Morgen aufstand, um die Vorhänge anzufassen, stellte ich fest, daß sie nicht aus Plastik waren, wie ich angenommen hatte, sondern aus irgendeinem schlabberigen Gewebe. So liege ich meistens auf der linken Seite oder starre in die linke Zimmerecke, damit sie mich nicht überfallen können. Aber sie sind da und gegenwärtig und lauern auf die Augenblicke meiner Schwäche.
Es war nicht leicht, den ersten Tag hier durchzustehen und dabei das Quentchen Zuversicht zu bewahren, das inzwischen wieder etwas größer geworden ist. Man kam mitten in der Nacht, das heißt um fünf Uhr morgens, mit dem Fieberthermometer. Als ich kaum wieder eingeschlafen war, kam eine Schwester mit einem Glasgefäß, in dem mein Urin gesammelt werden sollte. Aus der dämmerigen Halbtiefe, in die ich dann versank, weckte mich eine unfreundliche Laborantin, um meinem Zeigefinger Blut für die Bestimmung des Blutstatus zu entnehmen. Vor dem Frühstück kam auch Dr. Ahmed, sagte nichts außer ›Guten Morgen‹, suchte mit seinem linken Zeigefinger nach einer geeigneten Vene, fand sie nicht, suchte weiter und stach dann sehr geübt und schmerzlos zu. Nachdem er wortlos das Zimmer verlassen hatte und mir ein massives Frühstück vor den Magen geklemmt worden war, blickte ich zur Seite, um ein Taschentuch vom Nachttisch zu nehmen, und sah, daß da ein hölzernes Gestell mit einigen Reagenzgläsern voll schwärzlichen Blutes stand. Plötzlich hatte ich das Gefühl, ich wäre halb ausgelaufen. Große Mengen Blut aus Händen und Füßen, besonders aber aus dem Kopf mußten sich in diesen stehengebliebenen gläsernen Röhren befinden, die so gut zu Eier, Wurst und Käse auf meinem Tablett paßten. Ein leichter Schwindel drehte das Zimmer, die Vorhänge drehten sich gierig

mit, auch das Frühstück. Die Schwester sagte, als sie das unangerührte Tablett sah, mit strenger Bestimmtheit: »So geht das aber nicht mit uns, was soll denn Dr. Ahmed sagen, wenn ich ihm das erzähle!« Ich dachte, daß Dr. Ahmed wahrscheinlich gar nichts sagen würde, aber ich war auf einmal nicht mehr erwachsen und vierzig Jahre alt, sondern ein erschrockenes Kind, dem eine strenge Mutter droht: »Was wird der Vater dazu sagen!« Und ich versuchte, wie so oft in meiner Kindheit und später, den Kampf mit der Übelkeit aufzunehmen.

Dann schleppte man mich von einem Raum zum anderen, von einer Station zur anderen. Das Schlimmste war das Röntgen meines Schädels von vorn und von der Seite. Der Röntgenraum ist im alten Teil des Krankenhauses. Im Flur warteten Menschen auf einer langen Bank, aneinandergereiht wie dunkle traurige Vögel auf einem Ast, die schon zum Untergang verurteilt waren. In dem Raum selbst, schäbig grün und kahl, bis auf die notwendige Apparatur, klang jedes Wort, als wäre es ausgehöhlt, als wäre nur eine dünne Blase von ihm da, die in jedem Augenblick zerplatzen konnte. Ich mußte mich auf einen langen kalten Tisch legen und meinen Kopf in verschiedene Lagen drehen lassen. Die Röntgenärztin war so gleichgültig freundlich, wie man es von einem Menschen erwarten kann, der Stunde um Stunde und Tag für Tag dasselbe tut. Dann kam das Elektrokardiogramm in einem stickigen kleinen Raum unter dem Dach und das Elektroencephalogramm (EEG) in einem Kellerraum. Um mögliche Hirnveränderungen diagnostizieren zu können, wird man mit Drähten verbunden, deren Enden auf der Kopfhaut befestigt werden. Als mein Haar zu diesem Zweck in viele Strähnen zerteilt wurde, kam ich mir vor wie beim Friseur und sagte das auch. Der medizinisch-technischen Assistentin, die die Prozedur durchführte, schien das nicht ganz recht zu sein. Sie sagte zweimal:

»Man weiß ja nie, ob es wirklich nur die Nerven sind«, so daß mir das harmlose Gefühl, beim Friseur zu sitzen, wieder verging. Der unbarmherzige Rattenzahn der Hypochondrie begann zu nagen.

Der rührenden Anteilnahme von Vetter Willy, der mittags mit einem Blumensträußchen kam, und dem aufgetischten Schwerarbeiteressen war ich nach diesen Strapazen kaum noch gewachsen, aber ich klammerte mich an Willys Abschiedsworte: »Warte nur, bis der Professor kommt, der kann was.«

Während ich schreibe, habe ich das Gefühl, daß ich Abstand gewinne, daß ich mit den Schrecken dieses Hauses fertig werde.

Indem ich ihnen ins Gesicht sehe, indem ich sie formuliere, zu Worten und Sätzen verwandle und zu Papier bringe, nehme ich ihnen die Möglichkeit, mich hinterrücks zu überfallen.

Krankenhaus W. morgens

Wenn sie mich nur etwas mehr in Ruhe lassen würden. Die meisten Schwestern sind freundlich, teils aus Routine, weil es nun mal zu ihrem Beruf gehört, aber wohl auch aus einfacher Menschlichkeit. Wenn es nur nicht so viele wären. Ich spreche sie meistens mit falschen Namen an, und dann sind sie etwas beleidigt. Die liebliche Schwester Edelgard habe ich noch nicht wiedergesehen, sie ist auf Urlaub. Ihre Vertretung hat Schwester Marga übernommen. Vorgestern wurde mir dieses Herein- und Hinausgelaufe, dieses unablässige Essenbringen, Abräumen, Putzen, Fiebermessen, Pulsfühlen, Bettenmachen zu viel, zumal ich schon unter Einfluß der von Professor Penz komponierten Injektionen stand, die das Nervensystem beruhigen und heilen sollen. Vor allem gegen Nachmittag versetzen sie mich in einen Dämmerzustand, dem ich mich voll und ganz hingeben möchte. Als das Herausgerissenwerden aus diesem so sehr ersehnten Zustand durch eine mir nicht mehr erklärliche, emsige, ja geradezu ekstatische Geschäftigkeit einen grausamen Höhepunkt erreichte, sagte ich zu Schwester Marga, sie und die anderen sollten mir endlich vom Leibe und aus dem Zimmer bleiben. Sie hat offensichtlich kein Verständnis dafür. Jedesmal, wenn sie jetzt hereinkommt, fragt sie laut und gedehnt: »Störe ich?«
Wenn ich gesund wäre, würde ich ihr den ersten greifbaren Gegenstand an den stiernackigen Kopf werfen. Aber so wird mir nur etwas heiß, und ich bin erfüllt von einer Ohnmacht, wie man sie normalerweise nur angesichts großer Katastrophen erlebt.

Krankenhaus W. morgens

Zum ersten Mal habe ich ein ganzes Brötchen mit Butter und ein Ei zum Frühstück gegessen. Dr. Ahmed hat mir eine Cebion-BVK-Injektion in die Vene gestochen und konzentrierter als sonst auf mich heruntergesehen. – Ich hatte den Eindruck, er wollte etwas sagen, was über sein übliches ›Guten Morgen‹ und ›Auf Wiedersehn‹ hinausging, aber es wurde nichts daraus. Seine Brillengläser blieben undurchdringlich. Und noch ehe er sich umdrehte, war er mit seinen Gedanken schon im nächsten Zimmer, um seine nächste Injektion dem nächsten Patienten zu verpassen. Es gibt keine Brücke, nicht einmal einen schmalen Steg zwischen uns, auf dem ich ihn, wenn es einmal nötig sein sollte, finden und um andere Hilfe als die seiner täglichen Injektionen bitten könnte. Aber ich werde schon allein durchkommen. Und in der nächsten Woche kommt ja auch der Professor.

Krankenhaus W. abends

Der Eisenbahnzug schwillt an, donnert, daß die Scheiben zittern, verebbt zu einem fast silbernen Rauschen. Ich habe meine Schlaftablette geschluckt, und Schwester Marianne hat mir wieüblich zum Gute-Nacht-Sagen ihre ernsthafte Hand gedrückt. Sie vertritt die Stationsschwester, und die Verantwortung umgibt sie wie eine Aura. Sie stand neben meinem Bett, klein und sehr aufrecht, und sah aus, als hätte man ihr ihre Jugend gestohlen, aber etwas viel Wichtigeres dafür geschenkt.
In diesem Licht haben die Vorhänge ihre feindselige Macht verloren. Sobald es draußen dunkel wird, ziehen sie sich in sich selbst zurück und hinterlassen nur noch das kaum merkliche im Abendwind schwankende Stoffgefälle, das sie mit anderen Vorhängen gemein haben. Ich fühle die langsame Ablösung von mir selbst und allem, was um mich ist, den chemisch produzierten Heiland, der der Schlaf ist.

Krankenhaus W. September 1965

Das Mittagessen ist jedesmal eine Schlacht. Schon wenn sich die Tür der tablett-tragenden Hilfsschwester und dem Suppenbrodem öffnet, wird mir heiß. Ich versuche alle meine Kräfte für einen Einsatz zusammenzuziehen, von dem ich schon vorher weiß, daß ihm die Niederlage bestimmt ist. Der Anblick des auf dem Tablett in dickem, viel zu schwerem Porzellan arrangierten Essens würde einem schwerarbeitenden Bergmann das Wasser im Mund zusammenlaufen lassen. Bei mir erzeugt er kleine Schweißtröpfchen auf der Stirn, die sich nach einigen Löffeln von der heißen Suppe sammeln und an den Schläfen herunterlaufen. Die Versuchung, das ganze widerliche Kantineneßgeschirr, aus dem mir Fleisch, Kartoffeln und Gemüse entgegendampfen, einfach schräg hoch zu heben und auf dem Boden zerplatzen zu lassen, wird übermächtig. Ich gebe ihr aber natürlich nicht nach, weil die Schwestern die Schererei damit hätten.
Meistens, wenn ich gerade denke, wie gut es ist, daß mir niemand beim zittrigen Zersäbeln des riesigen Fleischbrockens, beim zähneknirschenden Zerdrücken der dampfenden Kartoffeln, beim Hineinstopfen der dreierlei Gemüsesorten zusieht, kracht es an

der Tür, als hätte man einen Backstein dagegen geworfen, um mich zu erschrecken. Noch in derselben Sekunde wird die Tür aufgerissen und herein humpelt an einem Stock Pastor Klabermann, um daran zu erinnern, daß ich mich in einem christlichen Krankenhaus befinde. Aber er spricht gar nicht von Gott und zitiert keine Bibelsprüche. Er stellt sich einfach rechts neben mein Bett und sieht zu, wie ich esse. Die Gewalttätigkeit, mit der ich diesen Vorgang vollziehe, macht ihn zunächst einmal mundtot. Er sieht vom Essen weg in mein Gesicht und von meinem Gesicht wieder auf das Essen und meine wie verschreckte Tiere sich darüber bewegenden Hände. Dann sagt er mit einer leisen, rücksichtsvollen Krankenbettstimme, die in merkwürdigem Kontrast zu der lauten Unverfrorenheit seines Hereinkommens steht:
»Das ist ja mal wieder viel zuviel!«
Es ist allerdings viel zuviel. Nicht nur das Essen, sondern die Kombination von Essen und Pastor Klabermann. Aus der einfachen Schlacht ist ein Zweifrontenkrieg geworden. Aber er scheint es nicht zu merken. Er steht unerschütterlich auf seinem Posten und betrachtet, was da unter seinen braunen Augen vor sich geht. Ab und zu macht er eine kleine Bemerkung, die ich aber schon nicht mehr verstehen kann, weil ich damit zu tun habe, meine letzten Reserven zu sammeln. Beim Pudding sind sie erschöpft. Ich lasse den Löffel fallen, lehne mich zurück und versuche durch Schließen der Augen die ragende Gestalt von Pastor Klabermann auszulöschen. Wenn ich sie nach einigen Minuten wieder öffne, sind seine braunen Augen immer noch auf mich gerichtet, etwas nachdenklich jetzt, als versuche er zu ergründen, wie lange ich das alles noch so weiter mache. Mit derselben Plötzlichkeit, mit der er auftrat, wendet er sich ab, humpelt zur Tür und verläßt schweigend das Zimmer, um mich mit den zermanschten, vor sich hin riechenden Resten der Mahlzeit allein zu lassen.

Krankenhaus W. September 1965

Ich brauche immer mehr Zeit und Mühe zu diesen Aufzeichnungen. Manchmal falle ich in mich zusammen, der Bleistift rutscht ins Bett, macht stecknadelspitze Flecken, die die Schwestern stumm, aber mißbilligend beim Bettenmachen betrachten. Sie sind überhaupt nicht damit einverstanden, daß es hier einen Patienten gibt, der in ein Schulheft schreibt. Gegen Briefeschreiben hätten sie wahrscheinlich nichts, das sind sie gewöhnt. Aber dieses dicke Heft irritiert sie. Es ist ihnen suspekt, als fühlten sie sich darin eingefangen. Sie blicken es böse an, wenn es ihnen bei

ihren zahlreichen Verrichtungen im Wege ist und ich protestiere, wenn sie es auf den drei Meter weit entfernten Tisch legen wollen.
Aber woran soll ich mich noch halten, wie soll ich mir noch bestätigen, daß ich ein Mensch bin, wenn ich nicht wenigstens einige der Hunderte von Impressionen mit mühsamer Klarheit auseinanderhalten und zu Satzgefügen verwandeln kann, die auch die Menschen, die draußen leben und keine Depressionen haben, verstehen würden?

Krankenhaus W. September 1965

Ich muß Richard heute fragen, ob noch September oder schon Oktober ist. Aber eigentlich ist das ja ganz gleichgültig.
Die Hauptsache ist, daß nicht Frühling ist und es nicht auf den Sommer zugeht. Die Tage werden dann so lang, man muß so viel leben, wach sein und leben. Das halte ich schlecht aus. Nur keine Sommermorgen mehr, in denen lärmend die Vögel und Autos wach werden, die grellen Sonnenstrahlen an den Vorhangrändern vorbeirennen und man nicht weiß, wie man diesen Tag, der gerade erst angefangen hat, zu Ende bringen soll.

Krankenhaus W. September 1965

Bei aller streng gehüteten Hierarchie von der stellvertretenden Stationsschwester bis zur letzten Hilfsschwester gibt es Eifersucht, Kompetenzstreitigkeiten, kleine Ränke- und Intrigenspiele, von denen der Patient nichts merken soll. Mit dem Versuch zu flüstern, der aber durch empörte Gefühle vereitelt wird, hört man Schwester Edith zu Schwester Ruth sagen: »Was bildet die sich ein!« Schwester Ruth sagt »Ha!«, ihre volle Übereinstimmung kundtuend und dabei beinahe das zwischen ihren Armen ausgebreitete Bettuch in der Luft zerreißend.
Aber wo gibt es diese Ränkespiele nicht? Es gibt sie ja nicht nur hinter den dafür so bekannten Kulissen des Theaters, sondern überall in den Büros, in den Zeitungsredaktionen, in der Politik und auch hinter den Kulissen der Hörsäle und Seminare, unter den Professoren, die man als Student in den ersten Semestern noch mit andächtiger Einfalt für die reellen Sachverwalter des reinen Geistes hielt.
Abends geht nach dem Blumen-vor-die-Tür-Tragen eine merkwürdige kleine Zeremonie vor sich, deren Sinn ich mir trotz angestrengten Nachdenkens nicht erklären kann. Das Tischtuch wird vom Tisch genommen, nach genau gleichbleibendem Ritus

zusammengefaltet und auf den Tisch gelegt, wo es die Nacht über so liegenbleibt. Als erstes wird morgens nach dem Fiebermessen das gefaltete Tischtuch auseinandergenommen und wieder über den Tisch gebreitet. Sie müssen wohl glauben, daß sich ein Tischtuch nachts in gefaltetem Zustand weniger abnutzt. Auf meine Frage hin sagte Schwester Ruth überzeugt und jeden Zweifel überflüssig erscheinen lassend:

»Nachts muß ein Tischtuch gefaltet sein.«

Verständlicher schon ist der Grund für Schwester Ediths vierwöchiges Gastspiel in diesem Haus. Sie ist verheiratet, lebt ›in guten Verhältnissen‹, wie sie immer sagt und war vor ihrer Ehe einmal Krankenschwester. Jetzt ist sie wieder Krankenschwester, nicht aus Nächstenliebe, auch nicht um Geld zu verdienen oder weil sie Langeweile hat. Sie ist wieder Krankenschwester, weil sie abnehmen will. Sie hat sich ausgerechnet, daß die vierwöchige Rennerei eine grandiose und kostenlose Abmagerungskur sein würde. Aber ich glaube, es war eine Fehlspekulation, sie sitzt noch genauso prall in ihrer Tracht wie vor drei Wochen. Zu Schwester Astrid hat Heinz einmal gesagt, sie sähe Gina Lollobridgida ähnlich. Seitdem ist Schwester Astrid immer im Zimmer, wenn Heinz da ist. Sie strahlt und sieht Gina Lollobridgida zum Verwechseln ähnlich, obwohl sie eigentlich ganz anders aussieht.

Krankenhaus W. September 1965

Seit drei Tagen ist das andere Bett belegt. Eine ungeheure, formlose Wesenheit atmet, ächzt, schnieft, schnupft, schnauft und schnarcht auf mich zu. Das Schnarchen durchdringt mein Oropax, es triumphiert über die Schlaftabletten, es macht mich zu einem Wesen, das mit geballter Konzentration und dann mit lautlos wachsender Hysterie versucht, etwas dagegen einzusetzen: Melodien, Rhythmen, Gedichte und den Versuch eigenen imitierten Dagegenanschnarchens. Gegen Mitternacht strecke ich die Waffen und überlasse mich diesem aus den Urtiefen eines 250 Pfund schweren Körpers hervorbrechenden Geräusch. Der dumpfdröhnende Grundtenor, der die Vorstellung einer aus den Fugen geratenen Orgel heraufbeschwört, wird von geröchelten Intervallen letzter Agonie durchbrochen. Darüber schweben wie die Stimmen zerstörter Flöten merkwürdig schräge, schrille Pfiffe. Wenn ich verzweifelt das Licht anmache, bleibt so ein Pfiff in der Luft stehen, ein schweres Wälzen hebt an. Dann fragt die Stimme einer verschreckten Frau:

»Was ist denn? Ist was? Was ist denn?«

»Sie schnarchen!«
»Ich schnarche? Das kann nicht sein. Mein Mann sagt, ich schnarche nie.«
Ich kenne den Mann. Er sitzt von morgens zehn bis abends neun seine Stunden ab, an dem Bett dieses Ungeheuers, das auch ein Mensch ist und es dazu noch an den Nerven hat. Er geht nur weg, wenn er auf die Toilette muß oder der Hunger ihn treibt. Sonst sitzt er da. Er sitzt und sitzt und sitzt. Ich habe noch nie einen Menschen so sehr sitzen sehen.

Krankenhaus W. September 1965

Das schnarchende Monstrum hat auch einen Namen. Es heißt Frau Manaluschkowski. Man sollte nicht glauben, daß sie auch noch so heißt. Aber der Name ist harmlos im Vergleich zu dem, was er bezeichnet.
Der unförmigen Masse, die Frau Manaluschkowskis aufgeschwemmter Körper darstellt, ist das schmale Krankenhausbett nicht gewachsen. Das Fleisch quillt über seine metallenen Ränder, in geblümten Batist gezwängt wie eine Wurst in ihrer Pelle, oder auch, meist von den Oberschenkeln abwärts, unverhüllt, bleich, quabbelig. Der geblümte Oberkörper ist von drei dicken Kissen gestützt, die Herr Manaluschkowski alle halbe Stunde im Sitzen aufschüttelt.
Frau Manaluschkowski hat keine Depressionen, sie ist ›unruhig‹. Die aus dem Leim geratene Fleischmasse ist in unablässiger Bewegung. Die dicken bleichen Finger der einen Hand drehen an den Brillanten der anderen. Die Goldreifen sieht man nicht mehr, sie sind zugewachsen. Der Oberkörper fährt ruckartig hoch und fällt mit einem Ächzen wieder in die Kissen. Ein Bein, das man kaum noch als Bein bezeichnen kann, kommt jäh aus der zerrauften Decke herausgefahren, steht schräg in der Luft, fällt schwer gegen die Metallkante des Bettes und wird stöhnend wieder zurückgezogen. Die Arme, die in ihren Ausmaßen den Beinen entsprechen, fahren in die Luft, fallen über dem Kopf zusammen, die Hände wühlen in den Haaren, fahren über das gedunsene Gesicht, zerren an dem Ausschnitt des Nachthemdes, schlagen auf den aufgetriebenen Leib. Und hinter all dieser geblümten, bleichen, hektischen Verwüstung sitzt Herr Manaluschkowski. Er sitzt da wie ein Hund unbestimmbarer Rasse, der mit unsagbar traurigen und ergebenen Augen dem Fieberwahn seiner Herrin zusieht, ohne ihn, bei aller Ergebenheit, ganz begreifen zu können.

Angesichts dieses Schauspiels, das da in epischer Breite neben mir abläuft, fühle ich mich entmaterialisiert, stumm, bewegungslos, fast wie nicht mehr vorhanden.

Krankenhaus W. September 1965

Auch bei Frau Manaluschkowski scheinen die Spritzen ihre Wirkung zu entfalten. Der geblümte Haufen ist ruhiger geworden. Er hebt und senkt sich regelmäßig. Die daraus hervorkommenden Arme liegen zu beiden Seiten wie die Leberwürste im Schaufenster eines Metzgerladens, deren graubleiche Beschaffenheit man durch Blumendekorationen aufzufrischen versucht. Sie kann, wie auch ich, seit Tagen nicht mehr allein zur Toilette. Aber statt einer Schwester zu ihrer Leitung und Unterstützung braucht sie drei, eine an jeder Seite, sie halten den Koloss wie Stützbalken. Eine geht hinterher, damit sie im Notfall einspringen kann. Sie kommen alle drei mit krebsroten Gesichtern wieder. Frau Manaluschkowski sieht unverändert bleich aus. Die anfängliche Verstörtheit in ihren kleinen, ins Fett gepreßten, hellen Augen ist durch die Medikamente einer taumeligen Trunkenheit gewichen. Die drei Schwestern und Herr Manaluschkowski betten sie wieder in die Kissen. Sie sagt mit hoher ängstlicher Stimme: »Du gehst doch nicht weg?«

»Nein«, sagt Herr Manaluschkowski, »ich bleibe hier.« Er legt seine Pranke auf den geblümten Haufen und macht es sich bequem für die nächsten fünf Stunden.

Krankenhaus W. September 1965

Man muß wohl eingesehen haben, daß Frau Manaluschkowski und ich nicht die rechte Zusammenstellung für eine ideale Krankenzimmergemeinschaft sind. Vielleicht hat man sie auch nachts im Flur schnarchen hören. Jedenfalls hat man mich in ein anderes Zimmer gebracht. Ein anderes Zimmer mit anderen Vorhängen, die mich nicht mehr angreifen wollen. Ich konnte bei ihrem ersten Anblick gar nicht glauben, daß es so etwas in diesem Krankenhaus gibt: Vorhänge, die man ansehen kann, ohne daß einem schlecht davon wird.

Meine Zimmergenossin ist Frau Hillebrand. Sie schnarcht nur selten und wenn, dann in fast harmonisch aufeinander abgestimmten Tönen, die mit den nächtlichen Eruptionen von Frau Manaluschkowski wenig Ähnlichkeit haben. Frau Hillebrand hat eine angenehme Stimme, ist ruhig und nach fünf Wochen Behandlung auf dem Wege zur Besserung. Das Wichtigste für mich ist, daß auch sie Depressionen gehabt hat, daß da ein Mensch neben mir liegt, der aus eigener Erfahrung weiß, was das bedeutet. Wir verstehen uns vom ersten Augenblick an, und wir können stundenlang schweigen, ohne daß irgendein Gefühl von Unnatürlichkeit aufkommt. Wir haben einmal gründlich über unsere Krankheit gesprochen, dann nicht mehr. Jetzt sprechen wir über die Schwestern, das Essen, die Blumen, die auf dem Tisch stehen. Gestern fragte sie:

»Verstehen Sie, warum die das Tischtuch abends immer zusammenfalten?«

»Keine Ahnung, aber ich habe auch schon darüber nachgedacht.«

»Als es mir nicht mehr so schlecht ging«, fuhr Frau Hillebrand fort, »habe ich stundenlang darüber nachgedacht, um selber einen Grund herauszufinden. Dann habe ich die Schwestern gefragt. Die eine sagte: ›Damit es sauber bleibt.‹ Die andere sagte: ›Ein Tischtuch muß nachts gefaltet sein.‹ Die dritte sagte einfach: ›Weiß ich nicht.‹ Die vierte hat mich nur komisch angeguckt. Schwester Marianne, die wohl die intelligenteste ist, sagte: ›Schwester Erna hat es so angeordnet.‹«

Schwester Erna ist die Stationsschwester, die nächste Woche aus dem Urlaub zurückkommen wird. Sie übt in ihrer Abwesenheit eine Art von Allgegenwärtigkeit aus. Die Erwähnung ihres Namens genügt, um den größten Übermut zu dämpfen und das kleinste Aufkommen von gemütlicher Unordnung zum Erliegen zu bringen. Auch das abendliche Tischtuchfalten wurde nicht ein einziges Mal unterlassen.

Frau Hillebrand lacht auf einmal, denn sie kann wieder lachen wie ein normaler Mensch:

»Vielleicht ist das ein Trick, damit sich unsere Gedanken mal mit was anderem als uns selbst beschäftigen. Bei uns hat der Trick dann ganz gut gewirkt.«

Krankenhaus W. September 1965

Ab und zu kommt die Sonne durch die lindgrünen Vorhänge und hüllt uns in eine Zweisamkeit, die viel verbindender ist als alle anderen Zweisamkeiten des Lebens: die Zweisamkeit derer, die wissen, was Depressionen sind. Wir hören den dumpfen Donnerschlag, mit dem Pastor Klabermann in ein Zimmer einbricht, und Frau Hillebrand sagt: »Er meint es gut.« Sie spricht mit ihm wie mit einem alten Bekannten, erzählt ihm, daß es ihr besser geht, daß ihr schon nicht mehr schwarz vor den Augen wird, wenn sie aufsteht, daß der Pudding hier allerdings miserabel sei, daß man aber alles in allem zufrieden sein müsse. Pastor Klabermann steht breit und schwerfällig auf seinen Stock gestützt neben ihrem Bett. Er ist offensichtlich glücklich, weil jemand mit ihm spricht. Er hat das Gefühl, daß seine unermüdlichen Besuche zu etwas nutze sind, daß seine unbeholfene Art der Seelsorge nicht ganz ins Leere geht, vielleicht sogar, daß er nicht jedem überhaupt lästig ist und im Wege steht. Er hat noch immer kein Wort über Gott und die Tröstungen des Glaubens gesprochen, wie es doch eigentlich seine Aufgabe wäre. Trotzdem vergißt man nie, daß er Pastor ist, ein altväterlicher, etwas unglücklicher Pastor, der sich mit dem Leben sehr schwer tut. Er hat etwas Ausrangiertes an sich. Sicher hat man ihm diese Tätigkeit zugewiesen, weil seine Predigten über die Maßen langweilig waren und keinen Zulauf hatten. Ich möchte wissen, wie der Gott, an den er hoffentlich glaubt, beschaffen ist. Wahrscheinlich ein trauriger, hilfloser oder sehr weit entfernter Gott, über den sich nicht gut sprechen läßt.

Krankenhaus W. September 1965

Frau Hillebrand ist entlassen. Ich bin allein. Der hypochondrische Rattenzahn hat seine Tätigkeit wieder aufgenommen. Gestern nach dem Frühstück, das ich zum ersten Mal ohne Schweißausbrüche bewältigt hatte, kam Schwester Edith mit dem fahrbaren Krankenstuhl herein und sagte:
»Ich soll Sie zum Röntgen fahren.«
»Röntgen? Wieso soll ich wieder geröntgt werden? Ich bin oft genug geröntgt worden. Was soll denn jetzt schon wieder geröntgt werden?«
»Das weiß ich nicht. Ich habe von Dr. Ahmed den Auftrag, sie zur Röntgenstation zu bringen.«
»Ich lasse mich nicht wieder röntgen.«
»Nun stellen Sie sich mal nicht so an.«
Sie kam mit dem Rollstuhl an mein Bett. Ich haßte den Rollstuhl, aber noch mehr haßte ich den grünen kahlen Röntgenraum, in den ich gefahren werden sollte. Ich hatte die zwanghaft sich aufdrängende Vorstellung, daß ich ihn nicht noch einmal betreten durfte, wenn ich wieder gesund werden wollte.
»Nein, ich steige nicht ein. Sagen Sie Dr. Ahmed, daß ich nicht wieder geröntgt werden will.«
Sie verließ wortlos das Zimmer. Einige Minuten später kam Dr. Ahmed an mein Bett. Zum ersten Mal sah ich seine Augen hinter den Brillengläsern. Sie waren steingrau und zum Kampf mit mir gerüstet.

»Ihre Lunge muß geröntgt werden. Sie haben seit drei Wochen jeden Mittag erhöhte Temperatur, 37,4, manchmal 37,8 bei Messung in Achselhöhle.«
Ich hatte niemals auf das Thermometer gesehen, und seine Eröffnung traf mich in die Magengrube. Die zaghaft aufgeblühte Blume der Zuversicht knickte ein. Ich leistete keinen Widerstand mehr.
Auf dem Weg zum Röntgenraum kamen wir durch die von Krankheiten abgenutzten Flure. Eine Tür ging auf, und ich sah in einen großen, finsteren Raum mit etwa zehn Betten, in denen lange weiße Gestalten mit hohläugigen Gesichtern lagen. Ich weiß nicht einmal, ob es Männer oder Frauen waren. Im Röntgenraum waren die Worte wieder wie Blasen, die dicht vor dem Zerplatzen standen. Der Raum war übel, der Tod schwitzte an seinen Wänden grüne Ölfarbe aus, ich hätte dieses Krankenhaus niemals betreten dürfen.
Man röntgte meinen Thorax und fuhr mich zum Fahrstuhl zurück. In diesem engen stickigen Käfig roch es nach dem Essen des vergangenen Abends. In ihm wird alles transportiert: Essenkübel, frisch Operierte, Putzfrauen, Apparate, alles, was es in diesem Krankenhaus überhaupt zu transportieren gibt. Eine Bahre war diesmal darin mit einem Mann darauf, den ich nur deshalb nicht für eine Leiche hielt, weil sein Kopf nicht zugedeckt war. Sein spitzes, blutleeres Gesicht bildete den Mittelpunkt eines etwa halbstündigen Aufenthaltes. Der Aufzug war steckengeblieben und niemand konnte hinaus oder herein. Ein Krankenpfleger fragte den anderen, der die Bahre hereingerollt hatte:
»Wo willste denn mit dem hin?«
»In den Keller.«
»Was willste denn mit dem im Keller?«
»Kohlen abstauben.«
Sie fuhren tatsächlich in den Keller.

Krankenhaus W. Oktober 1965

Einige Stunden später kam Dr. Ahmed in mein Zimmer und teilte mir mit, daß meine Lunge in Ordnung sei. Aber ich war nicht erleichtert. Wenn es nicht die Lunge ist, was ist es dann?
Ich fragte Dr. Ahmed, ob meine Blutsenkung normal sei. Er sagte, wenn das nicht der Fall wäre, hätte man mich längst noch einmal von oben bis unten durch untersucht. Aber er wolle noch einmal eine Senkung machen und auch ein Blutbild, und der Urin sollte auch noch einmal untersucht werden. Er hatte erstaunlich viel

Geduld mit mir und schien meine Beunruhigung zu spüren. Er kann nicht viel falsch gemacht haben, seine Tätigkeit ist reine Routine. Die ganze Behandlung ist ein von Professor Penz festgelegtes und hundertfach erprobtes Verfahren. Man bekommt seine Vitamin- und Beruhigungsspritzen, sein nach genauen Vorschriften eingehaltenes Sammelsurium an Tabletten, bis zur Mitte der Behandlungszeit in sich steigernder, danach in abnehmender Quantität. Ich bin jetzt, nach dreieinhalb Wochen, etwa auf dem Kulminationspunkt angelangt. Ich darf mein Bett nicht mehr verlassen, um auf die Toilette zu gehen oder mich zu waschen. Ich bin gegen nachmittag ein dumpfes hilfloses Etwas, mit dem die Schwestern machen können, was sie wollen. Doch der hypochondrische Rattenzahn nagt auch in der Dumpfheit und im Dämmerzustand.
Ich habe keine Angst vor dem Tod. Eine gründliche Depression läßt einem diese Angst lächerlich erscheinen. Aber ich habe Angst vor dem Röntgenraum, vor einer Operation in jenem Teil des Gebäudes, der schon Verwesung vorfühlen läßt, vor dem langsamen Dahinsiechen, vor dem Ausgeliefertsein an Ärzte, die mit dem Morphium sparen, weil ihr Ethos es verlangt, daß ein Mensch so lange wie möglich am Leben gehalten werden muß, auch wenn er vor Schmerzen halb wahnsinnig ist und nur noch um Erlösung bittet.
Davor allerdings habe ich eine panische, erstickende, maßlose Angst. Es ist durchaus nicht paradox, wenn sich jemand aus Angst vor dem Sterben das Leben nimmt. Aus Angst vor dem Sterben, nicht vor dem Tod.

Krankenhaus W. Oktober 1965

Stationsschwester Erna ist aus dem Urlaub zurück und regiert mit eiserner Hand, nicht nur die Schwestern, sondern auch die Patienten. Sie erinnert mich trotz ihrer Diakonissentracht an gewisse Reichsarbeitsdienstführerinnen, die uns nach einem Geländelauf mit Gasmasken stimmungsvolle Lieder singen ließen wie ›Es dunkelt schon in der Heide‹, wobei wir dann nach Luft schnappen mußten. Immer wenn ich später das Wort ›Heide‹ hörte, hatte ich das Gefühl, ich müßte nach Luft schnappen. Sie erinnert mich auch an Lehrerinnen, die genußvoll verkündeten, daß eine Klassenarbeit fällig war, die endlich einmal aufdecken würde, wer etwas von der Materie verstand und wer nicht. Formen des weiblichen Sadismus gegen das eigene Geschlecht? Meistens waren diese Frauen gegen das andere Geschlecht äußerst devot.

Schwester Erna hat wunderbare weiße Zähne und kalte Augen. Wenn sie schlechte Laune hat, gibt sie die Beruhigungsspritze höchstpersönlich, und zwar innerhalb einer Sekunde, so daß sich die Flüssigkeit nicht langsam im Gewebe verteilen kann, sondern zunächst einmal eine schmerzhafte Schwellung bildet. Sonst zeigt sie ihre wunderbaren weißen Zähne und eine fromme stählerne Heiterkeit.

Krankenhaus W. Oktober 1965

Vorgestern blickte ich auf meinen Stuhlgang und sah, daß er pechschwarz war. Ich dachte, jetzt ist es so weit und trug den Gedanken an Bauchaufschneiden, Hilflosigkeit und langsames Krepieren in diesem schrecklichen Haus einige Stunden lang mit mir herum, bis ich die Entdeckung Schwester Erna mitteilte. Sie hörte sich das in aller Ruhe an, zeigte ihre Zähne und schüttelte sich vor Lachen, während ich noch an dem Faden des Entsetzens hing und gleichzeitig mit verwunderter Empörung kämpfte.

»Das kommt doch von den Tabletten, von den Eisentabletten!«

Sie freute sich ausgiebig an dem unverhofften mittäglichen Spaß, der ihr da bereitet wurde. Auch Dr. Ahmed, dem der Vorfall gewissenhaft berichtet worden war, zeigte, was sonst fast nie geschieht, seine Zähne bei der Nachmittagsvisite. Sie sind allerhand gewohnt, das muß man ihnen zugutehalten, aber ihren Spaß hätten sie etwas dezenter hinter meinem Rücken genießen können.

Krankenhaus W. Oktober 1965

Heinz wird zur Messe nach Australien fahren. Er bringt es tatsächlich fertig, mich allein zu lassen. Er sagt sich, daß er doch nichts für mich tun kann und daß ich hier gut aufgehoben bin. ›Du bist hier gut aufgehoben‹, das sagte er tatsächlich. Wie weit können sich Menschen voneinander entfernen. Wahrscheinlich will er sich entfernen, ist sich dessen nur nicht bewußt. Ob er mich auch allein lassen würde, wenn er nichts von Andrews Rolle in meinem Leben erfahren hätte? Jedenfalls habe ich kein Recht, irgend etwas einzuwenden.

Krankenhaus W. Oktober 1965

Es muß eine Wirkung der Medikamente sein, daß ich die Menschen anders sehe als sonst. Und gerade die, die mir so vertraut waren, daß ich mir nicht mehr die Mühe nahm, sie wirklich

anzusehen. Die vor ihrem eigentlichen Gesicht wie Masken das Gesicht trugen, das ich mir aus meinen Eindrücken, Vorstellungen und Wünschen gebildet hatte. Distanz hat sich zwischen uns geschoben, und inmitten des dumpfen Dahinvegetierens hat sich eine merkwürdige dringliche Klarheit entfaltet, als sähe ich Mutter, Heinz und Richard zum ersten und zum letzten Mal.
Auch die Perspektive mag dazu beitragen. Ich sehe sie nun alle von schräg unten nach oben. Es kommt mir so vor, als liefere mir dieser Blickwinkel ihre Gesichter mehr aus als früher, da sie sich vorwiegend mir gegenüber befanden. Höhlungen und Wölbungen und Schatten treten hervor, ihre Nasenlöcher werden dominanter, setzen einen neuen Mittelpunkt. In Heinz' Nasenlöchern wachsen kleine fahle Haarbüschel, die ich sonst nie bemerkt hatte, oder ich hatte es vergessen, daß sie dort wachsen.
Hatte ich auch vergessen oder nie richtig erkannt, was der wesentlichste Zug seines Charakters ist? Jetzt, da er an meinem Bett sitzt, im verknitterten grauen Anzug, in den Schultern etwas vornüber gebeugt, mit einem Bauchansatz, der den Bund seiner Hose zu sprengen droht, jetzt weiß ich es: er hat ein unstillbares Verlangen danach, fröhlich und glücklich zu sein. Man könnte sagen, daß dies ein Verlangen ist, das naturgemäß alle Menschen haben. Aber bei ihm ist es von einer kindlichen Gläubigkeit genährt. Er glaubt daran, auch wenn sein Gehirn andere Wege geht, daß es die Bestimmung des Menschen ist, sich seines Lebens zu freuen. Das bedeutet kein Glück, das oberflächlich oder anspruchsvoll vom Geld abhängt oder im Rausch geboren wird, sondern eine, wenn auch oft gefährdete, so doch nie auszulöschende, im Alltag sich entfaltende Bereitschaft zur Fröhlichkeit. Nichts, weder seine realistische Einschätzung der Welt, seine Anflüge von Zynismus und Weltschmerz, noch der Krieg, noch seine erste unglückliche Leidenschaft, noch die Krankheit seiner Mutter, noch der zermürbende Kampf mit meiner Depression, hat diesen Anspruch zu zerstören vermocht. Und er hat alle Voraussetzungen, ihn zu verwirklichen. Seine Fantasie läßt aus den grauen Ritzen der Realität bunte Blüten wachsen, keine Orchideen und Lilien, sondern langlebigere, wenn auch weniger vornehme Gänseblumen und Stiefmütterchen: kleine Späße, die Banales in ein neues Licht stellen, Geschichten, die Untugenden liebenswert erscheinen lassen, die reale Vorgänge auf den Kopf stellen und neu verknüpfen, Briefe, in denen Alltagsstunden mit einem kleinen Glanz und einer Spur von Verrücktheit eingefangen sind. Er hat einen ungetrübten Blick für die Wirklichkeit, und wahr-

scheinlich gerade weil er ihn hat, formt er sie um, damit er leben kann.

Ich habe lange Schatten über seine Fröhlichkeit geworfen. Ich habe für lange Monate diese für ihn so lebenswichtige Fantasie zerstört. Jetzt, da sie trotz meines Elends wieder wach wird, erkenne ich, wie er vor einem Jahr gewesen ist: ausgebrannt, trocken, auf die Realität verwiesen wie ein Gefangener auf seine Hinrichtung. In der Welt, die er nun wieder um sich her zu bilden beginnt, ist nichts mehr so schlimm. Sie ermöglicht es ihm, meine Krankheit so aufzufassen, wie er auch den Krieg aufgefaßt hat: als eine Art Abenteuer, in dem man sich nicht unterkriegen lassen darf. Er begreift nicht, daß eine Depression darin besteht, daß man sich unterkriegen läßt, von allem und ganz und gar. Wenn er dann neben meinem Bett sitzt, muntere und etwas schiefe Vergleiche mit seinem eigenen Krankenhausaufenthalt nach der Blinddarmoperation ziehend, entschlossen, die Atmosphäre im Zimmer mit kleinen Späßen zu verwandeln, fühle ich, wie sehr es ihn drängt, sich aus den dunklen Bereichen des Leidens herauszuhalten. Er verfolgt die Hantierungen der Krankenschwestern mit Neugier und heiteren Kommentaren. Beim Anblick des Essens läuft ihm das Wasser im Munde zusammen, und er stürzt sich, ohne seinen Appetit zu verhehlen, auf alles, was ich übriglasse, und das ist immer ziemlich viel. Er will gesund sein und Spaß haben und fröhlich sein. Etwas töricht sitzt er da, weil es nicht ganz gelingt, und er denkt wohl mit Erleichterung daran, daß er bald seine Reise nach Sidney antreten wird.

Krankenhaus W. Oktober 1965

In Richards Gesicht haben chronischer Schnupfen und fünf Kinder Spuren der Abnutzung gezeichnet, die ich früher nicht wahrgenommen habe. Vor allem um seine Augen herum ziehen sich Sehnen und Muskeln in ständiger Abwehr von Müdigkeit zusammen.

Wie gut, daß ihm der Schritt in die Kirche gelungen ist. Es ist wohl die Existenz seiner Kinder, die ihn darauf hingewiesen hat, daß es nun an der Zeit ist, eine Erklärung zu finden für alle Übel in der Welt, die sich weder durch Denken noch durch Handeln beiseite räumen lassen, und zugleich ein Heilmittel parat zu haben, wenn sich diese Übel einmal bis in den familiären Bereich hinein auswachsen sollten.

Früher sagte Richard, wenn ich in der Bibel herumblätterte: »Du hast einen metaphysischen Fimmel. Sieh dir erst mal die Erde an, zu denen da oben kannst du immer noch in Beziehung treten, ehe du stirbst.« Er selbst hat es mit dieser Beziehung nun doch etwas eiliger gehabt. Mit seiner Frau, die sowieso überall mit ihm hinziehen würde, und seinen Kindern ist er in ein stabiles evangelisches Gehäuse gezogen. Allerdings scheint dieses Gehäuse große Fenster zu haben, und seine Stützbalken sind nicht nur Angst und Hoffnung für sich und seine Familie, sondern auch selbstgesetzte Pflichten und Hilfsbereitschaft für andere. Er ist Presbyter geworden, aber er sieht nicht so aus, wie früher die Presbyter in unserer Kirche aussahen. Ihm fehlt der Geruch von penetranter Selbstgerechtigkeit und muffiger Frömmigkeit, die mich als Kind glauben ließen, diese Männer, die da im sonntäglichen Gottesdienst quer zum Altar saßen, hätten etwas mit ›pressen‹ und ›bitter‹ zu tun.

Aber obwohl er nun in seinem Gehäuse sitzt und es mir so schlecht geht, habe ich Mitleid mit ihm. Vielleicht weil ich der Stabilität des Gehäuses nicht traue? Das Bewußtsein, fünf Kinder in diese Welt gesetzt zu haben, würde mich umbringen, obwohl es im Prinzip nichts anderes ist, als wenn man für eines verantwortlich ist. Er ist mein Bruder, und ich sehe von meinem Krankenhausbett aus zum ersten Mal, daß er mir ähnlich ist. Unter seinem neuerworbenen Gottvertrauen, unter seiner Kegelbruderlustigkeit, unter seiner unverfälschten Menschenfreundlichkeit, die fast alle Menschen dazu bringt, ihn gerne zu haben, sitzt die Angst, beschwichtigt meist von den alltäglichen Anforderungen seines Berufs- und Familienlebens, ab und zu aber aufzuckend wie ein greller Blitz, der einen friedlichen Himmel aufreißt und alles, was ihn angeht, in ein unerwünscht scharfes Licht taucht, in dem sein Gott nicht mehr vorhanden ist. Angst vor dem Leben, Angst vor dem Tod, Angst vor den vielfältigen Formen des Unheils, das auf seine Kinder wartet. Ich habe nie vorher gewußt, daß er Angst hat, aber jetzt weiß ich es. Sie liegt auch in dem Blick, den er auf meine dünnen, zitternden Hände wirft, die er einmal braungebrannt und tatkräftig gekannt hat. Er wird mit der Angst fertig, solange er zu tun hat. Aber in der nächtlichen Dämmerung des Schlafzimmers wird sie wieder aufzucken und ihn am Einschlafen hindern. Er wird seiner Frau nichts davon mitteilen können, weil sie anders ist als wir. ›In dieser Welt haben wir alle Angst‹, wird er denken. Und er wird beim ›Vaterunser‹ Zuflucht suchen, das vielleicht den vom Angstblitz zerrissenen Himmel wieder glätten wird – für eine Nacht.

Krankenhaus W. Oktober 1965

Wer ist das, den wir alle Heinz nennen? – Ist er der, an den ich mich auf den grauenhaftesten Stationen meiner Qual klammerte, als könnte ich in seinen unversehrten Geist und Körper eindringen, um nicht mehr ich selbst zu sein? Ist er der, auf den ich während meiner stundenlangen Schneewanderungen in H. inbrünstig meine Gedanken richtete, als hätte er die Macht, mich zu retten? Ist er der erbarmungslose Inquisitor des vergangenen Sommers, der Zerstörung forderte, wo schon längst Zerstörung war?

Er ist der blonde magere Student, der vor siebzehn Jahren meine Aufmerksamkeit auf sich zog, als er sagte: »Nachts ist es kälter als draußen«, und in dessen Briefe ich mich dann verliebte. Er ist der Mann, dem ich verfiel, weil er weniger eitel, beschränkt und geldgierig war als die anderen, die ich kannte. Er ist der Junge, der seine unausrottbaren Träume und Torheiten in das Erwachsensein herüberrettete. Er ist der Mann, mit dem ich Mensch und nicht nur Frau sein konnte. Er ist der Mensch, der genauso ratlos und verwundert durch dieses Leben wanderte wie ich. Und er ist der dicklich und schütter gewordene Mann im zerknitterten Anzug, der wegen eines Hühnerauges mit Pantoffeln ins Krankenhaus kommt, der an meinem Bett sitzt, der mit alberner Hartnäckigkeit die Fahne der Hoffnung hochhält und Späße macht. Der es fertigbringt, in der nächsten Woche nach Australien zu reisen.

Er ist das alles und ist es doch nicht. Ich strecke meine durch Drogen geschärften Fühler aus, betaste ihn. Aber was ich berühre, ist Haut, was ich höre, sind Worte, und was ich sehe, ist Oberfläche. Und meine Erinnerungen habe ich zu lange mit mir herumgetragen, als daß sie nicht Trugbilder sein müßten. Ich dringe nicht bis zum Kern. Niemand dringt bei irgend jemandem bis zum Kern. Wieder eine Banalität, die mich dadurch, daß ich sie selbst erlebe, zum Erstaunen bringt.

Krankenhaus W. Oktober 1965

Meine Blutsenkung ist erhöht: 13 : 34 im Vergleich zu 7 : 15 am ersten Tag. Auch zugenommen habe ich immer noch nicht. Wo bleibt das Essen, das ich in mich hineinwürge? Dr. Ahmed versucht mir klarzumachen, daß Zunehmen nicht unbedingt ein Zeichen von Gesundung sei, aber er scheint selbst nicht daran zu glauben. Meine Welt ist auf die Blutsenkung 13 : 34, auf die Mittagstemperaturen über 37 Grad, auf meine stehengebliebenen 52 Kilo zusammengeschrumpft. Diese drei Fakten weben eine

Höhle, in der die Hypochondrie mit ihrem Nagezahn sich einnistet. Ich versuche zu lesen, aber es geht nicht. Richards Kofferradio nützt genauso wenig. Worte zerflattern, Musik ist etwas geworden, was ich nie geliebt habe, was mich stört und belästigt und bedroht wie alles andere.

Krankenhaus W. Oktober 1965

Als ich heute morgen zum Waschbecken wollte, um mir zu beweisen, daß ich noch irgend etwas allein tun konnte, fiel ich über das andere Bett. Schwester Edith fand mich da und sagte: »Na, bei dem vielen Gift, das Sie jetzt in sich haben, ist das ja kein Wunder.«

Aber Professor Penz würde sich darüber wundern, wenn er wüßte, wie seine Therapie von seinen Krankenschwestern aufgefaßt wird.

Krankenhaus W. Oktober 1965

Ich werde aus diesem Krankenhaus nicht mehr lebendig herauskommen. Man wird meine Leiche, mit leergeschrappten Töpfen und Putzeimern zusammen, in dem Aufzug in den Keller fahren. Die eine Krankenschwester wird die andere fragen: »Wo willste denn mit der hin?« »In den Keller, Kohlen abstauben«, wird sie antworten. Und mein spitzes blutleeres Gesicht wird gegen die flackernde Neonröhre an der Decke gerichtet sein.

Ich werde nie mehr abends durch die Straßen gehen, wenn es regnet. Das ist das einzige, was ich noch einmal tun möchte.

Krankenhaus W. Oktober 1965

Heinz fährt in drei Tagen nach Australien. Wenn er in vier Wochen wiederkommt, werde ich tot sein. Für mich ist er schon wie abgereist. Ich kann nicht mehr begreifen, daß wir zehn Jahre miteinander gelebt haben, zehn Jahre außerhalb dieses Krankenhauses, das meine Existenz umschließt, als gäbe es nichts mehr außerhalb.

Krankenhaus W. Oktober 1965

Richard ist noch immer zuversichtlich. Ich lasse ihm seine Zuversicht, weil es das einzige ist, mit dem ich ihm für seine Besuche danken kann. Er hat sich zu einer Sprechstunde bei Dr. Ahmed angemeldet und wird ihn mit seiner Begeisterung für natürliche Lebensweise und Kneipp irritieren.

Krankenhaus W. Oktober 1965

Professor Penz ist zurück und hat heute morgen seine Visite gemacht. Er ist ziemlich klein und hat keinen Hals, aber einen riesigen runden Schädel mit einem Kranz grauer Haare darum. Wenn man ihm eine braune Kutte anzöge, sähe er aus wie ein Mönch, der sich in der Klosterbrauerei mit der Herstellung von Kräuterschnäpsen befaßt.

Er stellte sich an das Fußende des Bettes und sprach so leise, daß ich mich aufsetzen mußte, um ihn zu verstehen. Sicher ein Trick, mit dem er feststellen will, ob man überhaupt noch in der Lage oder daran interessiert ist, zu hören, was er sagt, um zu sehen, wie schnell und mit welchem Gesichtsausdruck man sich hochrichtet. Er sagte, daß ich mehr essen muß. Ich kann nicht mehr essen. Er hat veranlaßt, daß ich flüssige Sahne und Malzbier zwischen den Mahlzeiten bekomme. Wie, um Himmels willen, soll ich denn das verkraften? Der Körper wehrt sich dagegen, noch mehr aufzunehmen.

Schwester Erna, mit den Tabellen in der Hand, zeigte unentwegt ihre Zähne und sah auf mich herunter wie auf ein Tier, das zur Vivisektion vorbereitet werden soll. Dabei sagte sie in einem fort: »Ja, Herr Professor, natürlich, Herr Professor, wird selbstverständlich gemacht, Herr Professor.«

Sie haben heute morgen auch wieder ein Blutbild gemacht. Ich wage nicht mehr, nach dem Ergebnis zu fragen.

Krankenhaus W. Oktober 1965

Professor Penz sagte heute morgen: »Ihr Bruder meint wohl, Ihre Krankheit könnte mit Kaltwasserkuren kuriert werden.« Er wollte es im Tonfall leichter Belustigung sagen, aber ich konnte sehen, daß er gereizt war. Ich kann mir vorstellen, wie Richard ihn in seiner arglosen Art mit seiner Kneippbegeisterung in Rage brachte.

Krankenhaus W. Oktober 1965

Professor Penz ist eine Kapazität. Ganz bestimmt glaubt er selber, daß er eine ist. Seine wasserhellen Augen sind flink, dann wieder versuchen sie, das kranke Objekt mit einer gewissen Starrheit in den Griff zu bekommen. Dieses Starren hat etwas Künstliches an sich, etwas Forciertes. Es ist ein Starren, das Eindruck machen will, das sagen will, ich dringe in dich ein und sehe alles. Aber es dringt nicht ein, und es sieht nichts. Dr. Ahmeds Brillengläser, die in ihrer diffusen Ausdruckslosigkeit nichts darstellen wollen, sind

mir angenehmer. Beide haben, wie sie jetzt unablässig betonen, schon Tausende von manischen Depressionen, von endogenen und exogenen Psychosen vor sich gehabt und geheilt. Aber sie haben sie beide niemals erlebt. Was also können sie wissen davon, außer den äußeren Abläufen, die sich in den Zahlen und Kurven ihrer Tabellen niederschlagen?
Professor Penz fragt jeden Morgen: »Wie fühlen Sie sich?«, gibt damit zu, daß sein starrer Blick eigentlich gar nichts ausrichtet. Ich sage, daß ich mich sehr schlecht fühle, nicht aus dem Ehrgeiz, seine dickaufgetragene Erfahrungssicherheit zu erschüttern, sondern weil es die Wahrheit ist.

Krankenhaus W. Oktober 1965

Ich muß wegsehen, wenn Professor Penz mich anstarrt. Sein Blick erinnert mich an Rasputin, dem man im 19. Jahrhundert solche starren Augen malte, um möglichst viel Dämonie zum Ausdruck zu bringen. In des Professors Kräuterlikörgesicht wirkt das sehr komisch.

Krankenhaus W. Oktober 1965

Ihre Erfahrungen bleiben draußen stehen, vor der Schwelle, an der es in den Abgrund geht. Sie glauben, daß Malzbier und Sahne, Tabletten und Injektionen mich davor retten und in den Bereich von Symptomen überführen, der ihnen zugänglich, meßbar und kontrollierbar ist. Was wissen sie von der Angst und Düsternis, die nicht mitteilbar ist, die in Tabellen nicht eingefangen werden kann, die durch alle Eingeweide und Adern und Drüsen und Sinne kriecht? Alle Restbestände von dem, was die Menschen Tapferkeit und Willenskraft nennen, werden ausgelöscht. Ich bin ein Wesen, das die erstickten Atemzüge der Beklemmung ausstößt, die Schweißtropfen der Todesangst absondert, noch ehe es im Sterben liegt, ein Wesen, das nicht mehr essen und trinken und keinen Menschen mehr sehen will. Und keine Blumen, und keine Bäume und keinen Himmel mehr, ein Wesen, dessen Qual nur einen Brennpunkt hat: das übermächtige Verlangen, nicht mehr zu sein, niemals gewesen zu sein.

Krankenhaus W. Oktober 1965

Es gibt in mir auch keine Liebe mehr. Ich liebe keinen Menschen mehr. Ich habe nur noch ab und zu so etwas wie Mitleid mit denen, die mich vielleicht noch lieben und zusehen, wie ich sterbe.

Krankenhaus W. Oktober 1965

Wenn nur niemand mehr kommen würde, um mich zu besuchen. Ich kann ihre immer bestürzter werdenden Gesichter, ihre nur noch mühsam zur Schau getragene Hoffnung nicht mehr sehen. Am schlimmsten ist es, wenn Mutter kommt. Sie ist so tapfer, sie versucht so sehr, es mir leicht zu machen, mir das Gefühl zu geben, daß dies ja bald vorübergeht. Aber in ihren Augen sehe ich, wie betroffen sie ist, weil ich es bin, ihr Kind, das leiden muß, weil sie ohnmächtig ist, dieses Leid abzustellen. Sie sieht kleiner aus als sonst, zerbrechlicher und nervöser. Sie sieht aus, als schliefe sie nachts nicht viel. Aber ein gnädiger Rest von Selbsttäuschung ist ihr geblieben: Sie bringt mir Pralinen mit, die ich nicht essen kann, Zeitschriften, die ich nicht lesen kann, und sie erzählt mit grimmiger Entschlossenheit von Nachbarn und Bekannten, von dem alltäglichen Leben zu Hause, von dem ich nicht mehr begreifen kann, daß ein Mensch es aushalten kann, von Stunde zu Stunde, von Tag zu Tag, von Jahr zu Jahr.

Krankenhaus W. Oktober 1965

Leben ist eine Ungeheuerlichkeit.

Krankenhaus W. Oktober 1965

Willy hat mir Blumen mitgebracht, rote Nelken, sie stehen auf meinem Nachttisch, wenn ich meinen Kopf nach rechts drehe, kann ich sie sehen, aber ich will sie nicht sehen, sie stechen mich mit roten Nadeln in die Augen, ich kann es nicht mehr aushalten, sie zu sehen, Schwester Edith muß sie in ein anderes Zimmer bringen.

Krankenhaus W. Oktober 1965

Ich habe von der Vitaminspritze bis zu Professor Penz' Visite auf diese Linien gestarrt, er hat mich gefragt, was haben Sie da? Ich habe gesagt: nichts. Es hat keinen Zweck mehr, ich kann nicht mehr schreiben.

VI

Krankenhaus W. November 1965

Ich liege in einem Parterrezimmer und versuche, den Weg zurückzugehen, der mit dem ersten Elektroschock vor etwa zwei Wochen begann.

Man hatte eingesehen, daß die Medikamentenkur bei mir nicht anschlug. Sie konnten mir, meinem Nichtmehressenwollen, meiner Regungslosigkeit, die sie für Apathie hielten, nicht mehr beikommen. Sie sagten: »Sie sind ein besonders hartnäckiger Fall, wir müssen es mit Elektroschocks versuchen, die helfen Ihnen ganz bestimmt.« Ich war mit allem einverstanden. Selbst wenn sie vorgeschlagen hätten, mich mit glühenden Zangen zu kurieren, wäre ich einverstanden gewesen, hätte doch ein unerträglicher körperlicher Schmerz vielleicht an irgendeiner Stelle ein Loch in meine qualvolle Düsternis gerissen, die mich wie eine speziell für die Seele konstruierte Eiserne Jungfrau umschloß. Ich unterschrieb einen Zettel, mit dem sie wohl einen Teil der Verantwortung für eventuelle Fälle auf mich übertragen wollten, denn trotz allem war ich ja noch immer zurechnungsfähig.

An einem Morgen wurde ich auf eine Bahre in einen großen Kellerraum gefahren, in dem die Worte hohl wie im Röntgenraum klangen. Man bettete mich auf einen schmalen weißbezogenen Kasten in der Mitte des Raumes. Professor Penz, Dr. Ahmed und zwei unbekannte Krankenschwestern standen um mich herum, als sollte ich sorgfältig seziert werden. Das gütige Gesicht der einen Schwester hing über mir. Sie hielt meinen linken Arm und streichelte ihn sanft. Den rechten Arm hielt Dr. Ahmed, während Professor Penz meine Armbeuge unterhalb des abschnürenden Gummischlauches betastete und nervös, ausgehöhlt fragte: »Hat sie schlechte Venen?« Als ich den Einstich spürte, fiel alle Angst von mir ab, als wäre die Eiserne Jungfrau in Stücke zerbrochen und hätte ihre langen Nägel langsam aus dem Fleisch meiner Seele gelöst. Der Übergang in die Bewußtlosigkeit war so, wie ich mir meine Erlösung vorstelle. Das Zählen war wie das Betreten weicher Wolkenstufen mit nackten immer weicher werdenden Wolkenfüßen, es hatte nichts mehr von dieser Erde an sich. Eine hauchdünne gläserne Süßigkeit stieg von den Füßen auf in meinen Leib, in meine geschlossenen Augen. Statt sechs zu zählen, dachte ich das Wort Nirwana, und in seinem lautlosen Klang ging ich unter.

Als ich in meinem Bett im vierten Stock wieder wach wurde, hing ich einen Augenblick lang in einer entmaterialisierten Schwebe, dann formte sich eine verschwommene Diakonissentracht am Fußende des Bettes. Im aufkommenden Widerstand gegen etwas, was mich zurückholen wollte in eine Welt der Körper, der Gegenstände, der Farben, der Geräusche, der Gerüche, im Widerstand gegen eine Welt, die ich doch schon für immer abgetan hatte, flüsterte ich mit einer Stimme, die noch nicht zur Verfügung stand:
»Wer sind Sie denn?«
Im gleichen Augenblick, als mir die Zähne Schwester Ernas die Antwort auf meine Frage gaben, stieg die Übelkeit in mir auf, zerteilte sich, überfiel mich von allen Seiten, dehnte sich in mir aus bis in die Haarwurzeln und in die Zehenspitzen, zog sich dann wieder in meinem Sonnengeflecht zusammen, stülpte mich um, quoll heiß und bitterriechend aus meinem Mund.
Noch viermal stieg ich auf leichten Wolkenfüßen ins Nirwana. Das Verlangen danach war zu einer maßlosen Sucht angewachsen. Ich lebte nur noch für diese fünf oder sechs Sekunden, für dieses langsame Verlieren meines Bewußtseins. Ich hatte nie in meinem Leben etwas Wunderbareres erlebt. Aber der Preis, den ich beim Wiedererwachen zu bezahlen hatte, steigerte sich zugleich mit der Sucht zu einer solchen Grausamkeit, daß ich Professor Penz bat, den nächsten Elektroschock ohne Narkose durchzuführen. Aber er ging nicht darauf ein, wahrscheinlich, weil er nie dabei war, wenn ich bezahlte. Und Schwester Erna war diese Art von Bezahlung gewohnt. Sie begegnete ihr mit ihrer stählernen Heiterkeit.
Also stieg ich ein fünftes Mal wolkenleicht ins Nirwana. Ich muß wohl länger darin verblieben sein als sonst. Der Schwebezustand vor dem Sog der Gegenstände und dem Überfall der Übelkeit muß länger angehalten haben. Ich lag nicht auf meinem Bett, sondern einen halben Meter darüber in der Luft. Ich war da und doch nicht da, ich sah mich wie eine Außenstehende in der Luft liegen. Die Außenstehende, die ich auch war, betrachtete mich mit wunschlosen, gleichgültigen, abgelösten Augen. Und dann stürzte ich, der in der Luft schwebende Körper, mit der Außenstehenden zusammen, die bleichen Fensterscheiben fielen über mich her, das schwarze Fußbodenlinoleum rollte sich über mir zusammen. Ich wurde zu einem glutroten Brennpunkt der Qual, muß zum Fenster gelaufen sein, das Sims erklettert und schon mit einem Bein draußen gehangen haben.

Krankenhaus W. November 1965

Sie müssen mir ein anderes Schlafmittel geben. Ich falle in den Schlaf wie in ein Brunnenloch, das oben vernagelt wird, und morgens habe ich das Gefühl, ich stoße mit meinem Kopf gegen den Deckel und kann nicht heraus.

Krankenhaus W. November 1965

Wie man mich samt meinem Gepäck vom vierten Stock in die Geschlossene Abteilung im Souterrain gebracht hat, weiß ich nicht mehr. Man wird mir wohl gleich eine Spritze gegeben haben. Als ich erwachte, saß Dr. Ahmed an meinem Bett und fragte: »Warum haben Sie das gemacht?«

Seltsam, daß diese Nerven- und Seelenspezialisten es fertigbringen, dieselben dummen Fragen der Ahnungslosigkeit zu stelllen wie die anderen Menschen, die von nichts etwas wissen. Ich blickte in seine Brillenaugen, aus denen die bittere Kränkung seiner Berufsehre sprach, und antwortete nichts. Auch Professor Penz erschien und hielt mich zur Dankbarkeit an:

»Seien Sie froh, daß Schwester Edith gerade hereinkam. Sie hat geistesgegenwärtig ein ganzes Tablett mit Obstsäften fallen gelassen und Ihr Bein festgehalten. Haben Sie denn überhaupt nicht an Ihre Angehörigen gedacht?«

Er sah böse und beleidigt aus, weil seine Tabletten und Injektionen und Elektroschocks so wenig geholfen hatten. Die Sache war ihm äußerst peinlich. Ich hatte nicht mehr an meine Angehörigen gedacht, ehe ich zum Fenster lief. Gedacht hatte ich überhaupt nichts mehr.

Während der Professor sprach, war ich angefüllt von dem Drang, laut und anhaltend zu schreien, aber ein kleiner Rest von Vernunft hielt mich davon ab. Als er gegangen war, sah ich mich um. Ich lag in einer Zelle, in der nur ein Bett, ein Stuhl und ein Nachttisch Platz hatten. Die Wände, kalt und grau, waren durch ein blindgestrichenes Fenster durchbrochen. In der gegenüberliegenden Tür befand sich ein Guckloch, ein gläsernes Auge, das aufpaßte, daß ich nichts Neues unternahm. Aber zum Umbringen war hier keine Möglichkeit mehr. Hier konnte man nur auf dem Bett liegen, das Auge ertragen und sich vielleicht ausmalen, was dahinter war.

Dahinter war nichts Besonderes, wie ich nachher feststellte. Schwester Emma, die hier das Regiment führte, war dick und bedächtig und außerstande sich vorzustellen, was die graue Zelle und das gläserne Auge in mir anrichteten. Fünf mit Gucklöchern versehene Türen führten von einem dielenartigen Raum von

absurder Behaglichkeit in andere graue Zellen. Aus einer der Türen kam ein jüngerer blasser Mann in einem gestreiften Schlafanzug. Hier hatte man es nicht mehr nötig, einen Morgenrock überzuziehen, wenn man das Bett verließ. Hier war man ganz unter sich.
»Na«, sagte er zufrieden, als er mich erblickte, »Sie werden wohl auch ein Jahr hier unten bleiben. Hier läßt es sich ganz gut leben. Die Tür dahinten zum Flur ist zugeschlossen. Zuerst wollte ich immer raus, aber jetzt bin ich ganz froh, daß ich nicht raus kann.«
»Wie lange sind Sie denn schon hier?« fragte ich ihn entsetzt.
»Vielleicht zwei oder drei Jahre«, grinste der junge Mann listig, »das kommt nicht so genau darauf an.«
»Zehn Wochen sind Sie hier, Herr Graumann«, sagte Schwester Emma mit einer Geduld, die schon etwas abgewetzt, aber sonst unerschütterlich zu sein schien.
Eine Frau trat aus einer der anderen Zellen. Sie trug ein bis auf die Füße reichendes Nachthemd und auf dem Kopf einen Tirolerhut mit einer kleinen Feder daran. An den Händen hatte sie weiße Handschuhe.
»Morgen komme ich hier raus«, sagte sie bestimmt.
»Weshalb sind Sie denn hier?«
»Die zu Hause wollten mich loswerden. Aber die werden sich wundern, wenn ich morgen rauskomme.«
Sie verweilte einen Augenblick bei dieser Vorstellung, sah entschlossen und wagemutig aus unter ihrem Hütchen, fiel aber plötzlich auf einem Stuhl in sich zusammen. Der Tirolerhut kollerte vornüber in ihren Schoß, während sie leise und kläglich und wie ein Kind vor sich hin schluchzte.
»Sie sind alle sehr friedlich hier«, sagte Schwester Emma zu mir. »Sie brauchen keine Angst zu haben.« Sie begoß dabei die kranken Pflanzen vor dem blinden vergitterten Fenster. »Hier unten läßt es sich viel besser leben als oben, der Professor kommt nur ganz selten. Und die fühlen sich hier alle wie zu Hause.«
Ich starrte auf die schwere Eisentür, die diese makabre Gemütlichkeit versiegelte.
»Ich muß hier raus«, sagte ich.
»Sie werden sich schon dran gewöhnen«, sagte Schwester Emma. »Nur Bohnenkaffee gibt es hier unten nicht.«
»Bitte, sagen Sie sofort Professor Penz, daß ich hier raus muß.«
»Professor Penz hat angeordnet, daß Sie vorläufig hier unten bleiben.«

Schwester Emma hielt breit und weißgestärkt über mir Wache. Die Gießkanne hielt sie mit beiden Händen vor den Bauch. Der Mann im gestreiften Schlafanzug sah sehr zufrieden aus, und die Frau hatte ihren Tirolerhut mit frisch aus dem Schluchzen gesammelten Kräften wieder aufgesetzt.
»Die werden sich wundern, wenn ich morgen rauskomme.«
»Verstehen Sie denn nicht, daß ich hier raus muß!« schrie ich Schwester Emma an. Aber für Schwester Emma gab es nichts zu verstehen.
»Professor Penz hat angeordnet, daß Sie vorläufig hier unten bleiben.«
Wenn man mich noch einige Tage dort unten eingesperrt hätte, wäre ich verrückt geworden und hätte mich vielleicht sanft und still in die verrammelte Behaglichkeit gefügt und das Guckloch für das Auge Jahwes gehalten.
Ich verbrachte eine trotz Schlafmittel schlaflose Nacht in der grauen Zelle. Das Guckloch leuchtete grünlich wie ein Katzenauge in der Finsternis. Es roch nach dem Schweiß und der Angst und der Schlaflosigkeit, die sich seit Jahren hier angesammelt und an den Wänden festgesetzt hatte. Im Morgengrauen erbleichte das blinde Fenster hinter mir, die grauen Wände sahen aus wie mit Schimmel bezogen. Sie zogen sich näher um mich zusammen, waren steinern, kalt, unerbittlich. Aus dem Katzenauge war ein anonymes Auge geworden, das teilnahmslos, aber gewissenhaft meine verzweifelte Schlaflosigkeit bewachte.
Zwei Stunden später wurde Richard hereingelassen. Er blickte von meinem Gesicht weg auf das blinde Fenster, auf die grauen Wände und auf das Guckloch, dann wieder auf mein Gesicht und auf meinen Mund, der außer dem »Ich muß hier raus« nichts zustande brachte.

Krankenhaus W. November 1965

Am Nachmittag haben sie mich dann in dieses Parterrezimmer gebracht. Auf jedem Gegenstand meines Gepäcks haben sie kleine Leukoplaststreifen mit meinem Namen angebracht, als gäbe es nichts Wichtigeres als die Zusammenhaltung meines Besitzes. Richard muß Professor Penz die Hölle heiß gemacht haben, sonst wäre ich noch immer in dem grauen Loch mit dem bleichen Fenster und dem Guckauge. Ich weiß nicht, unter dem Einfluß welcher Drogen ich jetzt stehe, jedenfalls ermöglichen sie es, daß ich mich erinnern und schreiben kann.
Das andere Bett ist belegt. Eine Frau in meinem Alter, vielleicht

auch etwas jünger, liegt sehr still und erschöpft in den Kissen. Sie sieht aus, als könne sie nie wieder lächeln, als wüßte sie, daß sich das Lächeln nicht lohnt. Und so wie ich vor einigen Wochen, gibt sie sich fanatisch ihrem Dämmerzustand hin, der immer wieder unterbrochen wird. »Sie müssen essen, Frau Kühn«, sagen die Schwestern. Frau Kühn nimmt einige hastige Bissen von ihrem Tablett, dann fällt sie zurück und läßt alles stehen. »Ich will schlafen«, das ist der einzige Satz, den sie bisher gesprochen hat. Auch Pastor Klabermann hat sie mit diesem Satz aus ihrem Dämmerdasein verwiesen. Er bleibt trotzdem für einige Minuten an ihrem Bett stehen, als ob er eine selbstauferlegte Pflicht erfüllen müßte und nichts ihn daran hindern könnte. Dann fühle ich, daß er seine traurigen, aber beharrlichen Augen auf mich geheftet hat. Ich halte meine Augen geschlossen, um ihn mit vorgetäuschtem Schlaf aus dem Zimmer zu bringen. Aber er scheint echten von unechtem Schlaf unterscheiden zu können.

»Mußte das denn sein, daß Sie jetzt hier unten liegen?« Eine sehr diskrete Art und Weise, einen delikaten Sachverhalt in eine Frage zu verwandeln.

Ich halte meine Augen geschlossen und antworte nicht. Was soll man auf solche Fragen schon antworten? Seinem zögernden Humpeln zur Tür ist zu entnehmen, daß er bekümmert ist, vielleicht mit einem Gefühl des Versagens kämpft, etwas sagen möchte, was die beiden abgewirtschafteten Existenzen in diesem Zimmer aufrichten und trösten könnte. Aber er hat aus seinen jahrelangen Erfahrungen wahrscheinlich gelernt, daß mit Worten nicht viel zu erreichen ist. Menschen wie Frau Kühn und ich machen es ihm sehr schwer. Wir schließen ihn einfach aus, machen seine ungelenken Anstrengungen zunichte, richten seiner Pflichterfüllung Barrieren auf, über die er nicht hinweg kann.

Frau Kühn ist sehr groß und hager. Sie geht nicht senkrecht, sondern diagonal durch das Zimmer, als wäre ihr Kopf schon fast am Ziel, während die Füße sich noch mühsam auf dem schwarzen Linoleum orientieren müssen.

Krankenhaus W. November 1965

Mit den Elektroschocks ist es aus. Obwohl meine Reaktion auf den letzten Elektroschock hauptsächlich auf den Entzug von Medikamenten zurückzuführen war, möchte Professor Penz kein Risiko mehr eingehen. Eine große Hoffnung ist vernichtet. Was sollen die Tabletten, die ›Taxilan‹ heißen, jetzt noch ausrichten, da alle anderen Medikamente nicht geholfen haben? Taxilan macht

mich bleiern schwer und unruhig zugleich. Außerdem habe ich, wie damals in Dr. Hartmanns Klinik, das Gefühl, in einer Wiese mit Millionen zirpender Grillen zu liegen. Wenn Professor Penz zu mir spricht, verstehe ich nichts. Er sieht aus wie eine Großaufnahme im Fernsehen, der man den Ton abgeschaltet hat. Ich bitte ihn, lauter zu sprechen, verstehe, daß er mich fragt, wie mir Taxilan bekommt, sage, es bekäme mir überhaupt nicht, verstehe noch seine Feststellung, daß es mir nach dem Taxilan schon viel besser gehe, man sähe es mir direkt an, daß es mir besser gehe. Die Schwestern nicken feierlich mit den Köpfen. Dann gebe ich das Zuhören wieder auf und höre nur noch die Grillen zirpen.
Ich bin froh, daß ich wenigstens Schwester Erna entronnen bin.

Krankenhaus W. November 1965

Heute nachmittag hatte Frau Kühn Besuch: ihre Mutter und drei Kinder. Die Kinder hatten rote Pudelmützen auf und unterhalb dicke rote Backen. Als sie hereinkamen und ihre Mutter begrüßen sollten, waren sie steif und stumm und betreten. Der Kleinste schielte etwas mit seinen dunklen Augen. Das Schielen gab seinem Blick eine intensive Beharrlichkeit, die er ganz und gar auf mich richtete. Ich floh in die einzig mögliche Notwehr, die man in diesem Krankenhausdasein hat: Ich schloß die Augen. Aber als ich sie wieder öffnete, war der dunkle wie ein Scheinwerfer auf mich gerichtete Silberblick immer noch da. Ein Finger bohrte gedankenvoll in der Nase.
»Was machst du hier?« fragte eine piepsige Stimme, die aber im gleichen Augenblick von einem durchdringenden Geheul übertönt wurde. Ein krebsrotes Gesicht unter roter Pudelmütze verzerrte sich in alle Richtungen, lief bläulich an, sonderte dicke kugelige Tränen ab, drohte auseinanderzuspringen. Der Silberblick ließ von mir ab und wandte sich interessiert der Quelle des mörderischen Geheuls zu, die man nun, darauf bedacht, die Krankenhausatmosphäre nicht allzusehr zu beleidigen, mit Bonbons verstopfte. Abrupt hörte das Geheul auf. Über wohllüstig schmatzendem Mund kamen nur noch einige Wehlaute wie der Epilog zu einem Trauerspiel, durch die tropfende Nase. Die beiden anderen Pudelmützen schrien wie mit einer Stimme:
»Ich auch!«
Ihre Oma kam dieser Aufforderung eilfertig nach. Für wenige Minuten gab es drei zufrieden vor sich hin und einander zuschmatzende Pudelmützen.
Der Friede dauerte so lange, wie die Bettpfanne noch nicht

entdeckt war. Sobald aber die dickste und größte Pudelmütze sie sich über den Kopf gestülpt hatte, sie am Stiel festhaltend, allerhand Fratzen darunter schnitt, mit ihr wie ein zu klein geratener Derwisch durch das Zimmer fegte, war es aus mit dem Frieden. Die beiden anderen erkannten schlagartig die Nichtigkeit ihres bettpfannenlosen Daseins, schrien: »Ich auch«, stürzten sich auf die Bettpfanne, so daß ein wilder Haufen um sich schlagender Arme und Beine und roter Pudelmützen entstand. Die Bettpfanne schoß aus dem Haufen heraus, schepperte in hohem Bogen auf den Fußboden und lag schließlich zweckentfremdet da. Frau Kühn flüchtete ins Augenschließen, während die Oma geduldig darauf wartete, daß sich das ächzende, strampelnde, tobende Knäuel von selber löste. Der Kleinste, dessen Silberblick sich schon vom Kampfe weg auf das Suchen seiner abhandengekommenen Pudelmütze konzentrierte, erhielt noch einmal einen handfesten Schlag ins verdutzte Gesicht. Dann ließ man voneinander ab, als hätte es niemals eine Bettpfanne gegeben. In drei erhitzte Gesichter wurden aufs neue Bonbons gesteckt. Frau Kühn sagte matt zu ihrer Mutter:
»Ich glaube, es ist besser, ihr geht jetzt.«
Die Oma sagte, zaghaft zu mir gewandt:
»Sie müssen entschuldigen, sie sind nun mal sehr lebhaft.«
Als sie alle draußen waren und die Stille des Zimmers wie Schnee auf unsere Betten sank, sah ich von Frau Kühn nur noch ein Profil: wie aus Ölpapier geschnitten, bereit, beim geringsten Luftzug davonzuflattern.

Krankenhaus W. November 1965

Meine Mittagstemperatur ist unverändert über 37 Grad. Auch meine Blutsenkung ist noch immer erhöht. Ich muß aus diesem Krankenhaus heraus, in dem ich nun schon seit sieben Wochen vegetiere, ohne daß eine Besserung eingetreten wäre. Das Taxilan läßt mein Blut wie flüssiges Blei durch meine Adern fließen und macht mich gleichzeitig so unruhig, daß ich nicht fünf Minuten hintereinander still liegen kann. Frau Kühn hat man in das vierte Stockwerk in Schwester Ernas Station gebracht, weil meine Unruhe möglicherweise eine ungünstige Wirkung auf ihren Heilungsprozeß ausübt.

Krankenhaus W. November 1965

Nachdem ich etwa zwei Wochen lang Professor Penz und Dr. Ahmed mit Fragen betreffs meiner Blutsenkung belästigt habe, ließ sich Professor Penz heute dazu herbei, mir eine Erklärung zu geben. Auch bei anderen Patienten träte eine erhöhte Blutsenkung während seiner Medikamentenkur auf. Zum Beispiel bei einem Herrn im Nebenzimmer, dessen Blutsenkung eine ähnliche Erhöhung aufweise wie meine.

Warum hat man mir das nicht schon vor zwei Wochen gesagt? Sind denn diese Leute, die sich Nervenärzte und Psychotherapeuten und Fachpsychologen und Chefarzt und Oberarzt nennen, derartig naiv und ahnungslos, daß sie sich nicht vorstellen können, welche Reaktionen bestimmte Fakten im Seelenleben ihrer Patienten hervorbringen? Dabei müßten sie aufgrund meiner vielen Fragen und offen geäußerten Besorgnis sehr genau wissen, daß sie eine Spielart der Depression vor sich haben, die mit hypochondrischen Symptomen verbunden ist. Sie sollten wissen, daß es in einem solchen Fall wichtig ist, auch die kleinsten Besorgnisse so schnell wie möglich wegzuräumen, damit die Gesundung nicht blockiert wird. Vielleicht wäre das wichtiger gewesen als alle Medikamente und Elektroschocks zusammen. Liegt ihr Versagen daran, daß ihre Vorstellungskraft zu beschränkt ist? Aber ich habe ihnen doch hypochondrische Symptome en masse geliefert. Sie brauchten ihre Vorstellungskraft gar nicht anzustrengen. Sie sagen nach acht Tagen: »In drei Wochen sind Sie gesund.« Nach drei Wochen sagen sie: »In vierzehn Tagen sind Sie gesund.« Nach fünf Wochen sagen sie dann: »Sie sind ein besonders hartnäckiger Fall« und lassen sich auf keinen Zeitraum mehr ein. Wenn ich ihnen sage, daß es mir nicht gut geht und daß mir Taxilan nicht bekommt, lächeln sie besserwissend: »Es geht Ihnen ja schon viel besser«, obwohl sie ein paar Minuten vorher gefragt haben: »Wie geht es Ihnen?« Warum sagen sie nicht einfach, es tut uns leid, wir sind am Ende unserer Weisheit? Aber das können sie natürlich nicht sagen, und es würde mir auch schlecht bekommen, denn trotz meines erschütterten Glaubens und meiner anwachsenden Erbitterung klammere ich mich an Professor Penz' unermüdlichen Ausspruch: »Sie werden wieder gesund werden.«

Vielleicht warten sie nur ab, ob ich nicht von selber wieder gesund werde. Das soll ja vorkommen.

Krankenhaus W. November 1965

Wäre ich nur nicht von dieser bleiernen Unruhe befallen. In meinem Körper geht etwas vor sich, was ich nur sehr laienhaft beschreiben kann. Alle feinen und feinsten Verästelungen meines Nervensystems stelle ich mir erstarrt vor, vielleicht analog einer Verkalkung der Arterien. Sie sind nicht mehr elastisch, weich, aufnahmefähig, sie sind hart und versteinert, sind Tausende von Stacheln im Gewebe geworden, die sich gegen den Fluß des Blutes in den Adern und Äderchen stellen. Eine Katze fühlt vielleicht Ähnliches, wenn man ihr Fell gegen den Strich bürstet. Ich kann alle Nervenenden fühlen, während man sie normalerweise, wenn sie mit den übrigen Körperfunktionen in Harmonie stehen, nicht fühlen kann, so wie man ein gesundes Herz und einen gesunden Magen nicht fühlt. Sie haben sich verselbständigt, sind spürbar existent geworden. Lege ich mich auf eine andere Seite im Bett, so spüre ich für etwa zwei Sekunden eine Erleichterung, aber dann ist der alte Zustand wieder da. Für diese zwei Sekunden Erleichterung bin ich in unablässiger Bewegung, wie eine gegen das Fell gebürstete Katze, die dem Bürsten zu entgehen versucht, aber unbarmherzig immer wieder eingeholt wird.

Die Disharmonie offenbart sich in meiner Handschrift. Sie ist zerrissen. Gruppen von zwei oder drei Buchstaben eines Wortes stehen eng zusammen, ohne Sinn- oder Silbenzusammenhang, während der Rest, durch einen unsinnigen Abstand getrennt, für sich steht wie ein neues Wort. »M« und »n« sind nur noch waagerechte Striche. Die Senkrechten sind oben und unten verkürzt, und sie sind sehr zittrig. Zeitweise muß ich ganz alltägliche Worte wie von weit her holen. Ich brauche sehr viel Zeit zu diesen Aufzeichnungen. Auch wenn ich spreche, entstehen merkwürdige Pausen innerhalb eines Satzes. Oft vergesse ich in dieser Pause den Anfang des Satzes, und ich habe das Gefühl, daß der Schluß gar nicht mehr zum Anfang paßt. Beim Schreiben ist das einfacher, weil ich immer wieder zum Anfang zurückgehen kann.

Krankenhaus W. November 1965

Ich richte mich nicht mehr auf, wenn Professor Penz bei seiner Visite zu mir spricht, und weiß daher nicht, was er sagt. Sein dünnlippiger Mund bewegt sich, die Millionen zirpender Grillen in meinen Ohren veranstalten ein Festkonzert, dirigiert von Schwester Gertruds aufmunterndem Lächeln, das eigentlich als Begleitung zu Professor Penz' Worten gedacht ist. Seine kleinen, hellen Augen mustern, fixieren, taxieren mich, dringen aber immer noch nicht durch, auch nicht, wenn ich mich bemühe, ihm meine versteinerten Nervenenden zu erklären. Sein Gesichtsausdruck ist dann der eines Fachmannes, der sich einem reichlich fantasievollen, widerspenstigen Laien gegenübersieht. Er schätzt meinen Zustand von außen ein, ich lebe ihn von innen, dazwischen gibt es nichts.

Krankenhaus W. November 1965

Vor einiger Zeit war mir erlaubt worden, im Flur spazierenzugehen. Ich habe es sehr selten getan. Das schwarzmarmorierte Linoleum des Bodens zwischen den hellgrauen, fensterlosen Wänden scheint meine Füße aufzusaugen und in die Tiefe zu ziehen. In Bademäntel gehüllte Gestalten tasten sich an den Wänden entlang zur Toilette oder haben, auf und ab gehend, die Bemühung im Gesicht, harmlosen, gesunden Spaziergängern an frischer Luft zu gleichen, eine Bemühung, die ganz und gar verfehlt ist, da die abgestandene Luft ständig nach Essen, Putz- und Desinfektionsmitteln riecht. Auch spähen sie sich gegenseitig in die Gesichter, um eine Ähnlichkeit des Ausdrucks, eine sich in ihnen widerspiegelnde Affinität der Seele herauszufinden, die sie vielleicht zu trösten vermöchte. Einige sehen einem gar nicht ins Gesicht, sondern auf die Füße, beobachten, wie man geht, begierig zu wissen, ob man ebenso schlurft, schwankt, unsicher ist wie sie selber. Im graubleichen, neonbelichteten Halbdunkel sehen sie alle aus wie bunt und schlampig gekleidete Geister, die nach einer Öffnung in der sie umschließenden Hohlkugel ihres Leidens suchen. Jedes Lächeln wird schon in seinem schüchternen Ansatz zu einer tarnenden Vortäuschung und endet in einer Grimasse. Verschärft werden diese Eindrücke durch den normalen Gang der Schwestern, ihre sachlichen Alltagsgesichter, die weiße Akkuratesse ihrer Kleidung, die Unbefangenheit ihrer Gespräche und Zurufe.
Gestern wurde mir erlaubt, im nahe beim Krankenhaus gelegenen Stadtgarten spazierenzugehen. Dieser Spaziergang war keine Rückkehr in eine vor sieben Wochen verlassene Welt, er war eine Einkehr in eine Welt, die von nun an auf mich warten würde. Der Widerschein der blassen Novembersonne lag auf rostrotem Laub. Hier und da war noch eine Bank besetzt von einer alten Frau oder einem Rentner mit Enkelkind, das die Spatzen, Tauben und Enten auf der Wiese vor dem Teich fütterte. Es roch nach Auspuffgasen und zertretenen Blättern. Eine Idylle des melancholischen Friedens, des Altwerdens, des langsamen Sterbens. Sie machte mich

nicht einmal trauriger, sie nahm mich widerstandslos auf, ich gehörte dazu, ich wurde zu einer der Figuren, die ihr eine schon im Verlöschen begriffene Spur von Leben verliehen wie Rentner und alte Frauen. Ich ging in diese Landschaft hinein, als wäre sie für mich arrangiert worden, als hätte sie schon lange, so wie sie war, auf mich gewartet.

Ich setzte mich auf eine Bank, müde wie die Rentner und alten Frauen und ohne den Gedanken, noch irgend etwas Wichtiges oder Schönes in dieser Welt erledigen zu müssen. Die Zigarette, die ich mir anzündete, schmeckte meinem von Medikamenten ausgedörrten Mund wie Putzwolle, und ich warf sie, kaum angeraucht, wieder weg. Eines der fütternden Enkelkinder wollte eine Ente fangen, die fett und grünlich schillernd vor seinen Füßen herwatschelte. Das Tier streckte seinen Hals vor und entkam mit schrillem Schrei auf die Wasserfläche. Alle auf den Bänken sitzenden Gestalten sahen zu, ohne zu lächeln oder irgend etwas zu sagen. Sie blickten stumpf und dunkel auf das Kind am Wasserrand, das ihre Monotonie kaum unterbrach. Pappeln ragten schwarz wie Zypressen in den Himmel. Einer der Rentner holte eine Bildzeitung aus dem Papierkorb, hielt sie weit von seinen Augen weg, legte sie gleichmütig neben sich auf die Bank, sah wieder ins Leere. Sie saßen alle da und warteten auf ihren Tod.

Krankenhaus W. November 1965

Gestern nahm mich Richard, um mich abzulenken und aufzuheitern, mit in den Zoo. Mit bleiernen Gliedern zog ich mit ihm durch die Freigehege und an den Käfigen vorbei. Tiere, die ich immer geliebt und mit Interesse beobachtet hatte, blickten mich mit sprachlosen Augen an, liefen an den Gitterstäben hin und her, als gäbe es doch noch ein Entkommen, waren hoffnungslos in ihre Gefangenschaft vertieft, waren blind für den Himmel und die Bäume und die vorüberziehenden Menschen, rochen feucht nach eingesperrten Haustieren und nicht nach der Wildnis, aus der sie kamen, leckten an ihren Pranken und Tatzen, zogen ihr Gefieder durch scharfe Schnäbel, als könnten sie eine Ahnung von ihrer Heimat an sich selber wiederfinden, standen auf einem Bein in Tümpeln kläglichen Wassers, starrten einander an, hockten klaglos und ergeben auf künstlich aufgeschichteten Felspyramiden, glotzten über griesgrämigen Mäulern aus grünen Aquarienwänden, froren unter der bleichen Sonne und lebten ihr Leben dumpf vor sich hin.

Krankenhaus W. November 1965

Meine Zählebigkeit widert mich an. Ich bin total determiniert. Jetzt ist der Determinismus nicht mehr nur ein Gedankengang, eine intellektuelle Möglichkeit unter anderen, sondern Gewißheit. So wie die Menschen glauben, sich in jedem Augenblick frei entscheiden zu können, zu diesem oder jenem, zu gut oder böse, so fühle ich jetzt mit absoluter Gewißheit, daß ich es nicht kann, daß es diesen Spielraum der Freiheit über den aus Anlage und Umwelt erwachsenden Determinanten nicht gibt. Ich bin nicht frei. Jede Handlung, jeder Gedanke ist eine Resultante aus unendlich vielen Komponenten, die normalerweise nicht durchschaubar sind. Ihre Undurchschaubarkeit verschafft dem Menschen die Illusion der Freiheit.

Ich, in meinem jetzigen Zustand, bin auf eine ganz einfache Gleichung zu bringen, die durchschaubar ist. Ich bin das, was die Medikamente in mir bewirken. Ich bin eine biochemische Formel geworden.

Krankenhaus W. November 1965

Samstag soll ich entlassen werden. Werde ich zu den Entlassenen gehören, für die es keine Heilung mehr gibt?

Professor Penz scheint sich von einem längeren Aufenthalt auf seiner Station nichts mehr zu versprechen. Seine Möglichkeiten sind mit der Verabreichung von Taxilan offensichtlich erschöpft. Eine psychoanalytische Behandlung hat er von Anfang an für zwecklos gehalten, sie ist viel schwieriger als eine Medikamentenkur. Ich kann mir auch nicht vorstellen, daß ich ihm, auf einer Couch liegend oder ihm im Sessel gegenüber sitzend, meine Seele entleert hätte. Grundsätzlich habe ich nichts gegen diese Methode einzuwenden. Ich habe gegen keine Methode etwas einzuwenden, die mich hoffen lassen könnte, noch geheilt zu werden.

Im übrigen habe ich nur noch einen Wunsch, dieses Zimmer und diese Flure zu verlassen, den übermächtigen Mahlzeiten, den fiebermessenden Schwestern, dem unbeirrbaren Pastor Klabermann, den grauen, viel zu früh anbrechenden Morgenstunden zu entkommen. Meine bleierne Unruhe wird damit nicht aufhören. Ich werde weiter Taxilan einnehmen müssen, weil ich nicht riskieren kann, daß die mühsam zusammenmontierte Brücke über dem Abgrund zusammenbricht.

Was haben acht Wochen Medikamente und Elektroschocks bewirkt? Eine neue Hoffnung wurde vernichtet, ich weiß nun, wie es ist, wenn man blindlings aus dem Fenster springen will, aus einer normalen wurde eine erhöhte Blutsenkung, meine Abneigung gegen Krankenhäuser hat sich verfielfacht, mein Vertrauen zu Nervenärzten ist beträchtlich erschüttert.

Dezember 1965

Seit zwei Wochen bin ich bei Richard, Inge und ihren fünf Kindern, da Heinz noch in Australien ist. Ich bin süchtig, süchtig nach Schlaf. Meine frühere Schlafsucht war harmlos dagegen. Ich existiere nur noch für die Augenblicke, da ich mich mittags und abends ins Bett fallen lassen kann, in einem Zustand, als hätte ich einen wochenlangen Marsch durch den Urwald hinter mir oder befände mich im Vorstadium einer besonders heimtückischen Grippe.

Dezember 1965

Heute morgen habe ich mich mit Gudrun beschäftigt. Ein dreijähriges honigfarbenes Bündel unerschöpflicher Energien, dem ich, in einem umgekippten Stuhl Omnibus spielend, meine zwar noch einigermaßen intakte Fantasie, aber völlig unzureichende Kräfte entgegensetzte. Nach einer halben Stunde war ich in Schweiß gebadet, meine Omnibusgeräusche erlahmten, während Gudrun zwischen konzentrierter Begeisterung und diffusem Drang nach Veränderung schwankte. Ich hielt noch zehn Minuten Ozeandampfer mit heulenden Stürmen und Schiffssirenen durch, damit Inge etwas Ruhe hatte. Dann brachte ich Gudrun in die Küche, wo sie sofort in eine rohe Kartoffel biß.

Im Wohnzimmer saß Tom auf dem Sofa, hatte ein Buch auf den Knien, sah mich nicht und sagte vor sich hin: »Hirschgraben, Hirschgraben, Hirschgraben« und noch einmal: »Hirschgraben, Hirschgraben, Hirschgraben.« Die stereotype Wiederholung des Wortes schien ihm keinen Spaß zu machen. Sie kam wie unter Zwang aus ihm heraus, wie Husten, den man nicht unterdrücken kann. Wahrscheinlich eine reine Blüte kindlicher Neurose. Vor zwei Jahren hat sich Tom im Bäckerladen auf dem Boden gewälzt, wenn er nicht sofort das ihm zusagende Plätzchen über die Theke gereicht bekam. Außerdem hatte er blindwütige Anfälle von Rebellion gegen das Dankeschönsagen. Der arme Junge, was wird ihm noch bevorstehen. Er ist mir nicht nur äußerlich ähnlich.

Dezember 1965

Wir haben es uns etwas kosten lassen mit meiner erfolglosen Behandlung im Krankenhaus W. Immerhin bin ich erstaunt, daß

ich noch lebe, nachdem ich anhand der Rechnung festgestellt habe, was alles in meinen Körper hineingepumpt worden ist:
86 Tabletten Novadral
158 Dragees Nourocil
58 Spritzen Cebion/BVK
7 Spritzen Pantopon
62 Ampullen Tofranil
167 Dragees Tofranil
38 Tabletten Dormopan
81 Rotillen
38 Ampullen Neurotrat
5 Spritzen Inactin
5 Spritzen Luccinil
51 Tabletten Taxilan
14 Ampullen Novadral
189 Injektionen, deren Bezeichnung ich nicht entziffern kann und andere diverse Medikamente. Das Krankenhaus kassiert 3275 Mark und Professor Penz erhebt für seine Bemühungen den Anspruch auf 3134 Mark. Wenn man vorher gewußt hätte, was dabei herauskommen würde, hätte man das Geld lieber zum Fenster hinauswerfen sollen. Das hätte weniger Schaden angerichtet. Unter Depressionen leiden ist ein Luxus, den sich nicht jeder leisten kann.

Dezember 1965

Heinz ist aus Australien über Hawaii und San Franzisko wieder zurück. Er sagt, selbst in Honolulu hätte er nicht bleiben mögen. Die ewige Singerei ginge an die Nerven, die Vögel sängen zu laut, und es wäre auch alles zu bunt. Ich wundere mich über dieses Urteil, denn eigentlich konnte ihm nie etwas laut und bunt genug sein. Ich werde doch nicht auf ihn abgefärbt haben? Manchmal habe ich Angst, ich verseuche die ganze Umgebung mit meiner Krankheit. Aus Australien hat er mir einen faustgroßen Koalabären aus Pelz mitgebracht. Wir haben ihn Karlchen getauft. Er sitzt auf der Fensterbank und denkt an Eukalyptuswälder.
Morgen müssen wir zur Visite bei Professor Penz. Ich werde mich sehr überwinden müssen, das Krankenhaus zu betreten. Auf keinen Fall werde ich mit dem Aufzug fahren.

Dezember 1965

Professor Penz musterte mich und ließ mich hin und her gehen. Er hörte sich mit ungläubiger Miene an, daß es mir immer noch

schlecht geht. Dabei hatte er ein nervöses Zucken an einem Augenlid, das er früher nicht gehabt hat. Zu Heinz sagte er: »Hoffentlich sind Sie vernünftiger als Ihr Schwager, der glaubt nämlich, man könnte so etwas mit Wasser kurieren. Und als wir Ihre Frau in die Geschlossene Abteilung gebracht hatten, drohte er mit Anzeige bei Gericht.«
Richard liegt ihm offensichtlich noch immer schwer auf der Seele. Er hat zu wenig Ehrfurcht gezeigt und zu viele eigene Ideen hervorgebracht, was Ärzten ja meistens sehr unangenehm ist.
»Mir ist es egal, was Sie machen«, sagte Heinz, »für mich ist nur eines wichtig: daß Sie meine Frau wieder gesund machen.«
»Sehr vernünftig«, sagte der Professor und zuckte mit dem Augenlid. »Ich verstehe nicht, daß meine Behandlung bei Ihrer Frau so wenig angeschlagen hat. 98 Prozent meiner Patienten sind geheilt, wenn sie meine Station verlassen.«
»Und die restlichen zwei Prozent? Was ist mit denen?«
»Die kriege ich auch gesund«, sagte der Professor verbissen. Er langte nach seinem roten Medikamentenbuch und verschrieb eine Klinikpackung von 250 Tabletten Taxilan. Er ging nicht darauf ein, als ich wieder von meiner bleiernen Unruhe sprach, die doch eine Nebenwirkung sein muß. Ich glaube, er hält das für eine fixe Idee. Er verordnete Bettruhe und forderte Heinz auf, sein ›verlängertes Auge‹ zu sein, bis wir in drei Wochen wieder zur Visite kommen würden. Dabei kicherte er, als hätte er einen sehr guten Witz gemacht.
Draußen im Flur begegneten wir Schwester Erna. Ihre Augen nahmen mich in eine kalte, vorsichtig zugreifende Zange. Die Zange hob mich etwas vom Boden ab, ließ mich zwei, drei Sekunden zappeln wie ein Beobachtungsobjekt und dann nachlässig wieder fallen.
»Merkwürdig, Sie sehen immer noch nicht besser aus, bei all der Mühe, die wir uns mit Ihnen gegeben haben. Ihre Gattin ist ein äußerst schwieriger Fall«, sagte sie dann zu Heinz gewandt und zeigte ihm ihre wunderbaren weißen Zähne.

Weihnachten 1965

Heiligabend: Ich war wie eine Fliege im Fliegenfänger aus Kerzenlicht und Sternengold, die Flügel schon im Leim erstarrt, die Beine noch zappelnd. Eine bernsteinfarben flackernde Marter. Stille Nacht, heilige Nacht. Ein Kind soll irgendwann und irgendwo geboren worden sein, und Millionen Menschen singen zur gleichen Zeit aus diesem Grund, den sie selber nicht mehr verstehen. Unsere Stimmen klangen wie durch Sirup gezogen. O du fröhliche. Richard sah besorgt auf seinen elfjährigen Tom, der mir ähnlich sieht.

Januar 1966

Morgens, wenn ich wach werde, ragt die Warmhaltekanne gegen meine dunkelgrünen Vorhänge. Sie konfrontiert mich wie ein rötlich schimmerndes Ausrufungszeichen damit, daß ich lebe und wieder einen Tag weiterleben muß. Ich esse widerwillig einige Bissen von dem Brot, das Heinz mir geschmiert hat, gehe ins Badezimmer, nehme meine Tabletten und versuche, wieder in den Schlaf zu tauchen. Geräusche dringen in meine Dämmerung: das Gelächter der Schulmädchen an der Bushaltestelle, die aufgedrehte Wasserleitung von nebenan, anfahrende Autos und Kirchenglocken, eine Welt ohne Depressionen und doch ganz und gar durchtränkt von meiner Düsternis. Die Menschen draußen wissen nicht, in welcher Art von Welt sie geschäftig herumlaufen, eine Welt, die meinen Zustand möglich sein läßt. Es ist gut, daß sie es nicht wissen.

Meine Lage im Bett wird zu einem Problem. Seltsame Körpergefühle geben mir den Befehl, daß ich meine Arme nicht anwinkeln darf, damit sich die Haut über den Ellenbogen nicht spannt. Auch meine Finger muß ich gerade halten, damit die Knöchel nicht durch die Haut springen. So liege ich meistens auf dem Rücken, die Arme steif von mir gestreckt und die Hände flach auf dem Bettuch. Schlafen kann ich nicht. Ich warte wieder darauf, daß der Uhrzeiger von einem Fünfminutenstab zum anderen kriecht und die Zeit vernichtet.

Meine Fingernägel müßten geschnitten werden. Seit vier Tagen versuche ich, mich dazu zu bringen. Sie überragen lang und durchsichtig die Fingerkuppen, und bei jedem Handgriff habe ich das Gefühl, sie brechen ab. Aber aufstehen, eine Schere suchen und gleichmäßige Bögen in die Nägel schneiden, das ist zu viel.

Schreiben kann ich nur abends, wenn ich die letzten Tabletten genommen habe und weiß, daß ich gleich wieder erlöst werde.

Januar 1966

Mein Ich hat Blut und Saft und Fleisch verloren, es ist zusammengeschrumpft auf die Augenblicke, in denen ich mir eine Zigarette anzünden kann, auf die unbeschreibliche Überwindung, mich zu waschen und zu essen, auf die Minute vor dem Schlaf und auf den Anblick des rötlich schimmernden Ausrufungszeichens am Morgen. Ein abgenagtes, dürres, staubtrockenes Skelett von einem Ich, aber durchzogen von einem tausendfach verästelten System, der Qual. Was weiß irgend jemand sonst davon, was es heißt, auch nur eine halbe Stunde damit zu leben.

Januar 1966

Die anderen draußen: die glücklichen Irren.

Februar 1966

Nun ist es so weit, der oberste Chef hat um mein Einverständnis zur Entlassung gebeten. Meine Krankheit dauert zu lange, ich kann nicht mehr nur vertreten werden, meine Stelle muß neu besetzt werden. Natürlich bin ich einverstanden, es gibt keinen realen Grund, nicht einverstanden zu sein. Aber nun ist das eingetreten, was ich immer gefürchtet habe: Ich bin von einem Mann abhängig geworden. Es ist, als ob die Stimmen unterdrückter weiblicher Urahnen in mir lebendig geworden wären: Jetzt bist du verloren, sagen sie, jetzt bist du genau das, was wir auch waren, jetzt bist du abhängig, unselbständig, zum Nachgeben verurteilt. Wie willst du das aushalten? Du hast umsonst studiert. Du bist in derselben Lage, in der wir immer waren.
Heinz verliert kein Wort darüber, Geld war nie etwas, worüber wir viele Worte verloren haben, und diese weibliche Angst, eine mühsam errungene Selbständigkeit zu verlieren, kann er sich natürlich nicht vorstellen. Auch ich spreche nicht darüber, aber es sucht mich in meinen Träumen heim: Ich habe eine Stelle in einem großen Büro, viele Frauen sitzen in einem Raum hinter Schreibmaschinen und schreiben das ab, was andere sich ausgedacht haben. Ich beneide sie glühend, weil sie hinter Schreibmaschinen sitzen, denn ich sitze in einer dunklen Ecke an einem Tischchen und zähle die Seiten, die sie geschrieben haben. Ab und zu darf ich Bleistifte anspitzen. Ich verzähle mich, und die Bleistifte bleiben stumpf, so viel ich auch an dem Maschinchen drehe. Ich knie vor ihm nieder und flehe es an, seine Schuldigkeit zu tun, weil ich sonst meine Stellung verliere. Oder ich bin Verkäuferin in einem Schuhgeschäft, ich schleppe hochgetürmte Haufen von weißen, glatten Kartons herbei, die aus meinen Händen gleiten wie Lawinen. Große, zertretene Füße strecken sich mir entgegen, die Schuhe, die ich ihnen mit Hilfe eines eisernen Löffels anziehen will, sind zu klein und brechen auseinander. Der Inhaber sagt mit eisiger Stimme: »Kommen Sie nach Geschäftsschluß mal zu mir.«

Februar 1966

Im dumpfen mittäglichen Taxilan-Halbschlaf gehe ich alle Berufe durch, die ich vielleicht noch einmal ausüben könnte. Selbst das Schreiben von Adressen oder das Putzen in einem der großen Bürohäuser scheint mir an meinen geistigen und körperlichen Unzulänglichkeiten für alle Zukunft zu scheitern. Der Gedanke, daß ich bald unseren Zweipersonenhaushalt führen muß, ist so ungeheuerlich, daß mir der Schweiß in den Handflächen ausbricht. Ich sehe mich keuchend mit einem Einkaufsnetz zwischen Metzgerladen und Lebensmittelgeschäft die Straße überqueren, als hätte ich die eiserne Kugel eines Galeerensträflings an den Füßen. Vor den Regalen mit Reis- und Nudelpaketen und Brotsortimenten, vor den Wurst- und Käsetheken, vor den gläsernen Türen der Kühlräume voll aufgestapelter Butter, Margarine und Milchtüten, vor den Tiefkühltruhen, den Gemüse- und Obstauslagen werde ich verzweifelt stehen und nicht wissen, was ich in den Drahtkorb legen soll. Schließlich werde ich versteinern vor Entschlußlosigkeit, ich werde nicht mehr fähig sein, meine Hand zu heben oder noch einen Schritt zu tun, um wieder aus dem Laden hinauszugelangen. Man wird mich nach Haus tragen müssen, und vielleicht werde ich nicht einmal mehr meine Adresse wissen.

In einem Anlauf von selbstquälerischem Pflichtbewußtsein hole ich Dr. Oetkers Schulkochbuch an mein Bett. Die Abbildungen farbenprächtiger Gerichte verursachen eine schwache Übelkeit, ich bin diesen massiven Nahrungsmittelanblicken nicht mehr gewachsen, da ich mir angewöhnt habe, mit geschlossenen Augen zu essen. Am schlimmsten sind die weißen Tafeln, auf denen in rosa und gelben Tönen die verschiedensten Fleischstücke von Kalb, Rind und Schwein abgebildet sind: Kotelett, Haxe, Filet, Brust, Schwanz, Bauch. Es ist mir unbegreiflich, daß Menschen so etwas essen, vor allem aber, daß ich selbst jemals so etwas gegessen habe.

März 1966

Meine einzige geistige Tätigkeit besteht im Niederschreiben dieser Gedanken: eine magere Bestandsaufnahme. Ich brauche oft eine halbe Stunde für die Überwindung des Widerwillens, einen Bleistift in die Hand zu nehmen und wieder eine halbe Stunde für das Zustandebringen eines Satzes. Auch das ist zu einem Glied in der Kette der mörderischen Überwindungen geworden, aus denen mein Leben besteht. Warum ich noch schreibe, weiß ich nicht mehr, genauso wenig weiß ich, warum ich mich noch wasche und

mir die Zähne putze. Meine Fingernägel sind fast alle abgebrochen, weil ich sie nicht geschnitten habe.
Hat es jemals einen Menschen gegeben, der Musik gehört und Bücher gelesen hat, der ins Theater und zum Friseur gegangen ist, der lachen und sich über einen kleinen Dackel freuen konnte – und dieser Mensch war ich? Aus einem Universum ist eine Mausefalle geworden.

März 1966

Was immer auch mit mir geschehen mag und was immer Heinz in der Zukunft tun mag, ich werde es ihm nie vergessen können, wie sehr er in den letzten Wochen für mich gesorgt hat. Welch ein Kampf mit dem völligen Mangel an Kochkünsten, welch klaglose Selbstverständlichkeit, wie viele kleine und große Aufmunterungen, welch ein unablässiges schweigendes und beredtes Angehen gegen die doch für ihn unbegreifliche Verfinsterung des Menschen neben ihm.

März 1966

Wieder zur Visite bei Professor Penz. Seine hellen Augen verbissen sich in mein Gesicht wie in das eines Feindes, von dem er nicht glauben wollte, daß er noch immer nicht besiegt ist. Die Erfolglosigkeit seiner Therapie beginnt ihn zu irritieren. Ich konfrontiere ihn mit einer Niederlage, vielleicht der größten Niederlage, die er in seiner Laufbahn erlebt hat. Seine Hände zittern jetzt, wenn er in seinem Medikamentenbuch blättert, als hätte ich ihn angesteckt. Statt Taxilan verschrieb er Vesitan. Vielleicht wird das fünfzigste oder auch das achtzigste Mittel wirken, wenn ich bis dahin nicht tot bin.
Zu Hause stellte ich an einer halbleeren Schachtel fest, daß Vesitan mir von Dr. Henrich oder Dr. Weiler auch schon einmal verschrieben worden war. Vielleicht auch von Dr. Hartmann. Wenn man einmal über dreitausend Mark an einen Arzt bezahlt hat, geht man so leicht nicht wieder von ihm weg, auch wenn jede Visite wieder dreißig Mark kostet. Ich habe sowieso weder die Initiative noch den Mut noch die Hoffnung, etwas Neues anzufangen.

März 1966

Warum gibt man mir keine Spritze, um diesem allem ein Ende zu machen. Ich wäre auch jedem dankbar, der mich erschießen oder totschlagen würde. Stundenlang denke ich über die Möglichkeiten nach, selber ein Ende herbeizuführen. Schlaftabletten würden in meinem von Medikamenten verseuchten Körper keine Wirkung mehr haben. Aus dem Fenster springen oder unter ein Auto werfen, sind Unterfangen mit einem sehr ungewissen Ausgang. Man kann sich als Krüppel im Krankenhaus wiederfinden. Ich bringe es auch nicht fertig, mir die Pulsadern aufzuschneiden, ich bewundere die Leute, die das gemacht haben, ich kann es nicht. Das ist das Teuflischste an diesem Leben: diese Schwierigkeit, es wieder loszuwerden.

März 1966

Jedes Wort ist zu viel. Sprechen schon sinnlos, schreiben noch viel mehr.

April 1966

Seit vorgestern kann ich nicht mehr essen, das heißt, ich kann nicht mehr schlucken. Heinz ist böse, er glaubt, ich stelle mich an, um nicht mehr essen zu müssen. Eine lächerliche mechanische Bewegung funktioniert nicht mehr.

mittags

Werde ich verhungern? Vielleicht ist das die Lösung. Obwohl ich seit zwei Tagen nichts mehr gegessen habe, fühle ich nur, daß mein Magen leer ist, aber Hunger habe ich nicht. Es ist merkwürdig, wenn man nicht schlucken kann, obwohl einem nichts weh tut. Es ist wohl so, wie wenn man ein Bein nicht mehr bewegen kann, weil es gelähmt ist. Heinz starrt zwischen Wut und Resignation auf die unangerührten Teller. Er scheint nicht zu glauben, daß ich wirklich nicht schlucken kann. Wie ist es möglich, daß er noch annimmt, ich hätte die Kraft zu irgendeiner Form von Aufsässigkeit?

abends

Heinz hat die Nerven verloren. Er hat in ohnmächtiger Wut den vollen Teller an die Wand geworfen. Jetzt rennt er draußen im Regen herum. Könnte ich überhaupt noch über irgendwelche Vorgänge verzweifelt sein, dann wäre ich es jetzt.

VII

Privatklinik T. Mai 1966

Seit zehn Tagen bin ich wieder in Dr. Hartmanns Klinik. Ich weiß nicht viel von der Zeit, die vergangen ist, seit Dr. Hartmann uns auf der Treppe zum obersten Stockwerk unter dem Dach empfing. Ähnlich wie damals vor zwei Jahren, als er dachte, ich hätte die Tollwut, konzentrierte er seinen Blick auf meine Mundpartie. Er sprach lange mit Heinz auf dem Flur, während ich sehnsüchtig auf die schlafbringende Injektion wartete. Das Zimmer hatte eine schräge Decke und Blümchentapeten. Am Fußboden befand sich ein kleines Fenster, in der Form einer halben quergeteilten Apfelsine, ein Fenster, wie ich es in meiner Kindheit geliebt hätte, als ich mich an runden und ovalen Fenstern nicht sattsehen konnte, weil ich dahinter andere Wesen als gewöhnliche Menschen vermutete. Nun bin ich eine Art anderes Wesen geworden, ein Wesen, das seine einzige Existenzmöglichkeit im Schlaf findet. Das Auftauchen aus dem Schlaf war in diesem Zimmer jedoch nicht so quälend wie sonst. Die Nachmittagssonne lag wie ein Filigranfächer auf dem blauen Teppich, während die obere Hälfte der Blümchentapete den ganzen Tag über in einer tröstlichen Dämmerung verblieb. Einmal muß es geregnet haben. Der Teppich war sanft und matt wie ein Taubenrücken, die Dämmerung rieselte von unsichtbaren Tropfen, ein kühler Duft von nassem Gras kam herein. Abends stützten die Schwestern meinen Rücken und setzten mir Schnabeltassen mit Fleischbrühe und Haferschleim an den Mund. Sie kamen und gingen wie weiße Vögel, die die gleichen Gesichter hatten und sanfte, beruhigende Laute von sich gaben. Ab und zu erschien Dr. Hartmann wie ein mächtiger Kaiserpinguin mit weißer Hemdbrust, der auf mich heruntersah, als wäre ich gerade aus dem Ei gekrochen. Er warf sich in die Brust und schien stolz mit den Flügeln zu schlagen, aber erst vorgestern – ich glaube, es war vorgestern – hielt er es für angebracht, mich über die Gründe meines Hierseins aufzuklären.

»Ich habe nicht geglaubt, daß ich es in acht Tagen schaffen würde«, sagte er.

»Was haben Sie nicht geglaubt?«

»Erinnern Sie sich nicht daran, daß Sie nicht mehr schlucken konnten?«

Als ich schwieg, fuhr er fort:

»Medikamentöses Parkinson-Syndrom. Ihr Zustand war lebens-

bedrohend. Der Herr Professor, in dessen Behandlung Sie sich begeben hatten, hat es unterlassen, Ihnen das bei der Einnahme von Vesitan notwendige Begleitmedikament zu verschreiben.«
Dr. Hartmann verfiel befriedigt ins Dozieren. Während er sich ähnlich ausgiebig über Parkinsonismus, Schlund- und Zungenkrampf, Gesichtsstarre und andere Störungen der Motorik ausließ wie vor zwei Jahren über die Tollwut, dachte ich an Professor Penz, wie er autoritär durch die Zimmer des Krankenhauses in W. wandelte, wie die Patienten an seinen Lippen hingen und wie er sich damit beschäftigte, Rechnungen zu schreiben. Seine kleine professorale Unterlassung wird uns weitere Tausendmarkscheine kosten. Mein Gewicht hat sich schon wieder um zehn Pfund verringert, nicht zu reden von der Strapaze, der Heinz' Nerven nach allen Fehlschlägen und Entmutigungen aufs neue unterworfen wurden.
»Der Herr Professor war sicher gerade mal zerstreut«, bemerkte Dr. Hartmann maliziös. »Am Telefon wußte er jedenfalls nichts Rechtes zu sagen.«
Ich bin Dr. Hartmann sehr dankbar. Er hat mich zum zweiten Mal aus einer unerträglichen Lage herausgeholt und mir wieder eine Woche Frieden geschenkt. So unglaublich es erscheint, ich spüre fast so etwas wie Hoffnung.

Privatklinik T. Mai 1966

Nun bin ich wieder in dem Zimmer, in dem ich vor zwei Jahren war. Manchmal ist es, als hätte sich nichts verändert außer der Jahreszeit, als wären die heißen Augusttage damals unmittelbar in einen sanften Frühling übergegangen. Dann wieder tauchen die dazwischenliegenden Monate auf wie die grausam grinsenden Köpfe einer Hydra, die immer wieder nachwachsen, wenn man glaubt, sie abgeschlagen zu haben.
Ich verbringe die meisten Stunden des Tages auf dem winzigen Balkon, auf dem gerade ein Liegestuhl Platz hat. In den verschnörkelten Girlanden des Gitters hängen kleine Spinnennetze, die, glanzlos und verstaubt, den Winter überdauert haben. Ich sehe zu, wie sie sich im Wind bewegen, und verfolge das zerrissene Muster ihrer hauchdünnen Fäden. Der Park dahinter ist bei halbgeschlossenen Augen wie eine weite, grüne Mulde, in die sich ein Riese zum Schlaf betten könnte. Schlaf: Es gibt keinen Anblick, keinen Geruch, kein Geräusch und keinen Gedanken, der mich nicht über irgendeinen Umweg zu der Vorstellung des Schlafens hinführen würde. Ich bin nun seit zwei Jahren davon besessen, ich

habe keinen anderen Wunsch mehr. Ich bin wie ein Fisch an Land, der mit schon halb ausgetrockneten Kiemen nach Wasser schnappt, um weiter existieren zu können. Die einzige Gottheit, die ich noch anzubeten vermag, ist der Schlaf. Der Schlaf, die sanfteste Art und Weise, sich für einige Zeit umzubringen.
Warum habe ich es immer noch nicht fertiggebracht, in den Schlaf zu gelangen, aus dem man nicht mehr zu erwachen braucht? Ich bin unfähig, einen Entschluß zu fassen, etwas zu unternehmen, Schlaftabletten zu sammeln und den Schlaf von zwanzig oder dreißig Nächten dafür zu opfern, mich in ein Hochhaus zu begeben, aus dem Fenster zu klettern, eine Eisenbahnstrecke zu suchen, die zugänglich ist und die niemand beobachtet. Man muß sich ja doch im wahrsten Sinne des Wortes aus dem Leben ›schaffen‹. Dazu braucht man eine Aktivität der Verzweiflung, die ich nicht mehr habe. Meine Verzweiflung ist entmachtet, sie erstickt jeden Antrieb in einer schleichenden Dumpfheit und Ohnmacht.

Privatklinik T. Mai 1966

Die Monotonie des Leidens.

Privatklinik T. Mai 1966

Heute bin ich zum ersten Mal wieder durch den Park gegangen. Harras, der junge Schäferhund, biß in den Strahl des Springbrunnens. Er hielt inne, seine verdutzten Augen fixierten den Strahl, schienen seine Gegenständlichkeit zu überprüfen, schielten vor Aufregung, und die gebleckten Zähne bissen wieder zu. Dann jaulte er auf, weil er nichts Rechtes zu fassen bekam. Er geriet in einen Zustand der Raserei, sprang in das Becken, ließ den Strahl auf seinem Kopf zersprühen, drehte sich um sich selbst, raste um das Becken, biß wieder in den Strahl und zog schließlich mit eingeklemmtem Schwanz unter der Wucht seiner Niederlage von dannen.
Zwischen den Stämmen der uralten Bäume stand die Luft dunkelgrün und kühl wie Wasser. Die Wiese, auf der vor zwei Jahren ein schwarzes Pferd gegrast hat, ist jetzt ein gepflegter Rasen, auf dem Amseln geschäftig hin und her laufen und Regenwürmer aus dem Boden ziehen. Dr. Hartmann hat das letzte Stück Wildnis in einen Garten verwandelt, und es würde mich nicht wundern, wenn er selbst Unkraut ausgemacht und Bäume umgesägt hätte. Wenigstens wird er, wenn immer es ihm möglich war, dabeigestanden und mit fachmännischen Anweisungen nicht gespart haben. Es ist

sehr leicht, sich ihn als Holzfäller vorzustellen, mit aufgekrempelten Hemdsärmeln und Haaren auf der Brust und viel Lust am Schweißvergießen und Schwadronieren.

Privatklinik T. Mai 1966

Manchmal habe ich den schrecklichen Verdacht, daß es bei mir gar nichts zu heilen gibt. Ich bin zwar nicht normal, wie die Masse der Menschen normal ist. Aber mein Zustand ist eine Krankheit, die keine Krankheit im pathologischen Sinne ist, die von Nervenärzten kuriert werden könnte. Vielleicht ist dieser Zustand mein Normalzustand, in den ich nach langen Jahren der Vorbereitung hineingewachsen bin. Vielleicht ist er meine Art und Weise, dieses Leben zu Ende leben zu müssen. Ich kann dann nur hoffen, daß es nicht zu lange dauert.

Privatklinik T. Mai 1966

Unten im Park steht wieder einmal Dr. Hartmann mit einem Besucher vor der Blutbuche und erklärt, daß diese aus dem Jahre 1628 stammt. Das hat er vor zwei Jahren auch schon getan. Eben noch war seine irgendwo im Haus aufdonnernde Stimme der bombastische Schlußakkord eines tagelang dahingehechelten Streits unter dem Personal. Er zieht noch immer selber alle Uhren auf, hängt mit väterlichem Stolz an seinem Lieblingshund Tanja und fährt neuerdings die drei kleinen Kinder von Schwester Anneliese spazieren. Seine Existenz hat etwas Plakatives an sich: gutgehende Praxis, Bungalow, eigene Klinik, Jaguar, attraktive Frau und wohlgeratene Kinder rund um das intakt erscheinende Ego eines erfolgreichen Nervenarztes. Im übrigen ist er ein glücklicher Banause. Von moderner Kunst und Literatur hat er keine Ahnung. Ich glaube, er weiß nicht einmal, daß es so etwas gibt. Die Berglandschaften in seinem Arbeitszimmer sprechen von kindlicher Freude am Alpenglühn und von reichlicher Verwendung von Ölfarbe. In der Bibliothek befinden sich neben christlichen Erbauungsschriften vor allem handfeste Familien- und Bauernromane von Ina Seidel bis John Knittel. Ich glaube aber nicht, daß er außer medizinischen Schriften überhaupt etwas liest. Wozu auch? Seine Welt ist fix und fertig und fest gezimmert. Da haben moderne Faxen keinen Platz. Für einen Psychiater merkwürdig und undifferenziert erscheinen mir auch seine Ansichten von der menschlichen Seele. Er glaubt, daß ihre Unsterblichkeit etwas Selbstverständliches ist, er identifiziert, mehr als ihm wahrscheinlich selbst bewußt ist, Krankheit mit Schuld, und er hält Beschränktheit immer noch für eine große weibliche Tugend. Seine eigene Seele ist so stabil, sein Weltbild von einer solch naiven, unbeirrbaren Egozentrik, daß ich mir nie vorstellen konnte, wie er außer mit Medikamenten an seine Patienten herankommt. Jetzt weiß ich, daß er gar nicht versucht, an sie heranzukommen. Er ist einfach da und strahlt massive Kraft und patriarchalische Strenge aus. Daß er bei aller Kraft und Strenge einen ausgewachsenen Minderwertigkeitskomplex und den Geltungstrieb eines eifersüchtigen Kindes hat, fällt den kleinmütigen Herzen und chaotischen Gehirnen, die sich an ihn klammern, nicht auf. Und das ist wohl gut so.

Privatklinik T. Mai 1966

Ich muß versuchen, mein Interesse planmäßig von mir selber abzulenken und auf meine Umwelt zu konzentrieren. Vernunft und Erfahrung und andere Leute, die keine Depressionen haben, sagen einem, daß man sich nicht so ernst nehmen sollte. Aber das ist es gerade: Man wird dazu gezwungen, sich ernst zu nehmen, tödlich ernst, man kann gar nicht anders, ob man sich deswegen leiden mag oder nicht. Es geht hier nicht um den guten Geschmack oder einen Lebensstil. Die Depression ist ein Käfig, dessen Gitterstäbe so dicht sind, daß man kaum noch Luft zum Atmen finden kann. Aber ich muß von einer Wand zur anderen nach Öffnungen suchen.

Privatklinik T. Mai 1966

Das schwangere Mädchen sitzt wieder unter der Blutbuche. Sie sitzt immer, wenn sie im Park ist, unter dieser Blutbuche aus dem Jahre 1628, dort ist es am dunkelsten. Geäst und Blätter wölben einen schwärzlichen Baldachin über ihr weißes Gesicht, die schwarzen Haare gehen schon in seiner Düsternis auf. Wenn jemand in diesem Haus unglücklicher sein kann, als ich es bin, dann ist es dieses schwangere Mädchen. Sie spricht mit niemandem, auch nicht mit den Schwestern, es wird gesagt, daß sie nicht einmal mit Dr. Hartmann spricht. Nachts soll sie öfter im Alptraum schreien: nein, nein, nein. Ihre Geschichte sollte wohl niemand erfahren, aber so etwas sickert immer durch. Sie soll vergewaltigt worden sein, den Schock schon überwunden, aber dann entdeckt haben, daß sie schwanger war. Man hat sie dem in ihr anschwellenden Embryo ausgeliefert, weil das Gesetz es so will. Wenn sie dort unter der Blutbuche sitzt, das weiße Gesicht über dem gewölbten Bauch, wird sie glauben, so etwas wie eine bösartige Geschwulst wüchse in ihr an. Sie wird in eine Welt von

Barbaren starren, mit denen es keine Kommunikation mehr gibt: Juristen, Ärzte, Priester, die Wortführer einer Gesellschaft, die sich human gebärdet.

abends

Schwester Martha hat mir die Schlafspritze gegeben. Ich muß ihr, wenn ich hier weggehe, etwas Besonderes schenken. Sie nimmt ihre Aufgabe so ungeheuer ernst. Ihrer Aussprache nach zu urteilen, stammt sie aus einem der umliegenden Dörfer. Sie hat ein Kretingesicht, das auf lange Inzucht schließen läßt. Ihre Füße sind groß, und sie bewegt ihren schweren Körper, als wandle sie über Misthaufen. Der rotgeschruppte Finger, mit dem sie mein Hinterteil abtastet, um eine für die Injektion geeignete Stelle zu finden, läßt mich immer zusammenzucken, obwohl ich schon vorher weiß, daß er eiskalt ist. Aber er ist nicht nur kalt, er ist auch zart und behutsam und unermüdlich im Suchen nach einer Stelle, die noch nicht geschwollen und entzündet ist. Dabei atmet sie schwer, sie murmelt kleine Sätze wie Beschwörungsformeln, sie gibt sich ihrer Aufgabe hin, als gelte es, den Weltfrieden zu retten. Wenn sie endlich zusticht, tut es wirklich nicht weh. Ich habe sie gelobt und gesagt, daß keine Schwester, die ich kenne, so gut Spritzen geben kann wie sie. Ihr Gesicht lief zwischen Verlegenheit und Freude rot an, und sie stammelte »man darf doch nicht roh sein«.

Privatklinik T. Mai 1966

Die Prozessionen der alten Frauen durch den Park haben wieder begonnen. Flankiert von den weißen Schwestern schlurfen sie in schwarzen und grauen Gruppen über die Wege, Schritt für Schritt, mühsam atmend, mit blassen Gesichtern. Als wären sie durch lange Kerkerhaft des Tageslichts entwöhnt, blinzeln sie verwundert, fast erschrocken in die Sonne und in die grüngoldenen Kaskaden der Trauerweiden. Vor dem Springbrunnen bleiben sie stehen und starren auf den plätschernden Strahl, als erinnere er sie an irgend etwas. Stumm und ihrer Verkalkung ausgeliefert tragen sie sich durch den Frühling zu Grabe.
Und doch möchte ich eine von ihnen sein, weil ich glaube, daß sie nichts empfinden.

Privatklinik T. Mai 1966

Im großen Aufenthaltsraum mit den Familienportraits und den roten Plüschsesseln hatten sie das Radio an. Zwei Herren mittleren Alters, wahrscheinlich zu Besuch, und ein junges Mädchen spielten Skat. Das Mädchen sagte klar und deutlich »18 ... 20 ...

22«, als spräche sie einen chiffrierten Text zu der Musik, die aus dem Radio kam. Es muß Corelli oder Vivaldi gewesen sein. Ich habe mich nicht hingesetzt aus Angst, daß das jähe Angerührtsein wieder von dem großen Widerwillen überschwemmt würde, und bin in den Park gelaufen, um die wenigen Töne aufzubewahren.

Privatklinik T. Mai 1966

Dr. Hartmann meint, ich sollte unten im Eßzimmer mit an der langen Tafel essen. Aber soweit bin ich noch nicht. Meine Hände zittern wie die von Mutter Elfriede. Allein kann ich damit fertig werden, aber unter den Augen fremder Leute wohl kaum, obwohl Dr. Hartmann behauptete, deren Hände zitterten auch.

Privatklinik T. Mai 1966

Ich hätte Dr. Hartmanns Wunsch nicht nachkommen sollen. Selbst die Frau, die einen Schlaganfall hinter sich hat und kaum sprechen kann, hat nicht so mit den Händen gezittert wie ich. Ich glaube, sie haben alle auf meine Hände gestarrt. Niemand sagte etwas. Es nutzte nichts, daß ich meinen Mund über den Teller hielt, damit nichts daneben fallen konnte, wenn meine Gabel ihn verfehlte. Ich redete mir ein, daß man eine erstklassige Charlie-Chaplin-Szene damit machen könnte, aber natürlich lachte niemand, aus Taktgefühl. Und auch ich brachte es nicht fertig zu lachen, als es mir nicht gelang, mit beiden Händen die Aprikosenhälften, die es zum Nachtisch gab, aufzuspießen. Ich zielte mit der Gabelspitze auf ihre rosa gewölbte Mitte, aber ich stach daneben, nicht einmal nur in den Saft, auf den Teller, sondern auf das Tischtuch. Mein Mund muß, zum Zuschnappen bereit, wie ein hungriges Fischmaul darüber gehangen haben, bis ein Gefühl der äußersten Demütigung mich anhalten und die Gabel aus den Händen legen ließ.

Wie sehr habe ich in den letzten zwei Jahren erfahren müssen, daß die Selbstverständlichkeiten meines früheren Lebens unerreichbar geworden sind: mit Messer und Gabel essen, Hunger haben, ohne Tabletten schlafen können, morgens wach werden, ohne verzweifelt zu sein, das alles gibt es nicht mehr für mich, und ich weiß nicht, ob es das jemals wieder für mich geben wird.

Privatklinik T. Mai 1966

Ich habe heute mittag eine Stunde lang gelesen: Somerset Maughams ›On Razor's Edge‹. Heinz hat es wohl mitgebracht und auf den Tisch gelegt in der Hoffnung, daß ich wenigstens einmal darin blättern würde. Aber ich habe nicht nur geblättert, sondern gelesen, tatsächlich gelesen. Seit zwei Jahren habe ich keine drei Buchseiten hintereinander mehr lesen können, und nun 82 Seiten. Mehr als eine Stunde lang war ich imstande, von mir selber abzusehen und in ein fremdes Schicksal unterzutauchen. Allerdings tauchte ich hin und wieder auf und dachte verwundert: du liest, wahrhaftig, du liest.

Privatklinik T. Mai 1966

Meine Hoffnung, daß ich wieder lesen kann, war wohl verfrüht. Ich war gestern so unruhig, daß ich keine einzige Seite zustandebrachte. Vielleicht kam das von dem Traum in der Morgendämmerung. Der Traum hatte mit meiner Umwelt, mit den Menschen, die ich kenne, mit meinem bewußten Leben nicht das geringste zu tun. Ich befand mich in einem Badeort, der irgendwo in Thüringen oder auch in Schlesien liegen mußte. Große stuckverzierte Hotels mit russischen Namen lagen an einer breiten Straße, die sich bergan in schwarzen Wäldern verlief. Auf einer Rasenfläche inmitten der Wälder erhob sich ein Schloß, das aus vier runden Türmen bestand. Von weitem sahen sie aus wie am Hals abgeschlagene Kölnisch-Wasser-Flaschen, die entleert und zweckentfremdet auf einem dunkelgrünen Billardtuch standen. Während ich mich vergeblich damit herumquälte, eine Bezeichnung für diese Türme zu finden, stand ich vor dem teppichbelegten Eingang eines der großen Hotels. Eine schwangere Frau wurde von zwei Männern an mir vorbei in den Eingang geführt. Ich ging hinter der Gruppe her, verlor sie aus den Augen, kam durch dunkle lange Flure an der Rückseite des Hotels wieder heraus und stand in einem Hof, in dem große Berge von Akten aufgestapelt waren. Beim Anblick dieser Akten und der Häuserwände hinter ihnen, in deren verblätterndem Verputz sich große nasse Flecken wie unbekannte Landkarten ausbreiteten, erfaßte mich eine panische Angst, die sich ins Unerträgliche steigerte, als die beiden Männer mit der schwangeren Frau, die nun mit hochgewölbtem Leib auf einer Bahre lag, aus dem Hinterausgang kamen und eilig in einer in den Keller eingebauten Garage verschwanden. Ich schrie: »Was machen sie mit ihr?« Alle Leute, die plötzlich um mich herumstanden, auch ein schmächtiger Hotelboy mit zwei Koffern in den Händen, grinsten mich an. Sie wußten Bescheid und waren daran gewöhnt, nur ich wußte von nichts und war nicht daran gewöhnt. Aber ich weiß auch jetzt noch nicht, an was ich nicht gewöhnt war.

Die Angst verfolgte mich den ganzen Tag, und als ob die Außenwelt die dazu passenden Kulissen liefern wollte, war die Sonne gegen mittag bleich, als steckte sie in einer wässerigen Blase, die Weiden hingen in die schwüle Luft wie Tang in trübes Wasser, die Büsche und Bäume sahen vom Balkon seltsam verfilzt aus, die Rasenflächen wie mit Senf beschmiert. Ich glaubte, ich könnte dieser Alptraumwelt entkommen, wenn ich das Haus und den Park verließ. Aber als ich das Gittertor öffnen wollte, war es verschlossen, Schwester Anneliese war mir nachgelaufen und sagte entrüstet:

»Sie dürfen nicht raus. Dr. Hartmann hat es streng verboten.«

Abends kam Heinz. Aber ich erzähle ihm meine Ängste nicht mehr. Es hat gar keinen Sinn, jemandem mitzuteilen, daß und wie man leidet. Zumal das Wiedererzählen von Träumen ist sinnlos und langweilt den zum Zuhören Verurteilten maßlos. Träume sind etwas ganz und gar dem eigenen Ich Verhaftetes, sie sind nicht mitteilbar.

Privatklinik T. Mai 1966

Wenigstens läßt man mich diesmal mit dem Schuldgefühl in Ruhe, das ich vor zwei Jahren unbedingt aufbringen sollte. Niemand fragte mehr danach. Dr. Hartmann scheint seine damalige Diagnose in die Ablage seines Gedächtnisses verbannt zu haben, da es selbst ihm nicht möglich sein wird, sich ein dermaßen in die Länge gezogenes Schuldgefühl vorzustellen. Es war ja schließlich nicht unentdeckt in den Schächten der Seele verblieben, wo es über Jahre hinweg eine geheime Wühlarbeit hätte entfalten können, es war ans Licht gebracht und gründlich bearbeitet worden. Dr. Hartmann stellte auch keine anderen Ursachen mehr fest, sondern scheint sich mit der Unerklärbarkeit meiner Depression abzufinden, was die Lust an seiner Arbeit in meinem Fall beträchtlich zu dämpfen scheint. Ich kann ihm keine faßbare interessante Ursache bieten, wenn man von einer allgemeinen Überempfindlichkeit dem Leiden gegenüber absehen will. Gerade das aber ist für einen Arzt wie Dr. Hartmann keine ernst zu nehmende Ursache. Für den, der diese Überempfindlichkeit nicht hat, ist Leiden etwas Natur- oder Gottgewolltes, ein selbstverständliches Kompensat zum Glück, das erst dann den Charakter der Selbstverständlichkeit verliert, wenn er selbst von ihm betroffen wird. Bis dahin schwimmt er wie ein Fisch im Wasser der Unempfindlichkeit, dessen segensreiche Trübung den Zustand anderer Fische verschleiert, die die Harpune bereits im Bauch haben.

Ich habe eine alte Bekannte wiedergesehen, die mir als einzige von den alten Frauen als Individuum im Gedächtnis geblieben war: die kleine rebellische Person, die damals die Klosettbrille abmontiert hatte, um Dr. Hartmann ihre empörende Härte vor Augen zu führen.
Aber es war schwer, sie wiederzuerkennen. Ich sah sie durch den Spalt einer Tür, die von außen durch eine Kette vor dem Weiteröffnen gesichert war. Zuerst erblickte ich aus der Entfernung eine knochige Hand, die eine weiße Porzellankanne aus dem Türspalt hielt. Aus ihrem abwärts gesenkten Schnabel ergoß sich in breitem braunen Strahl Kakao oder Milchkaffee auf den Flurteppich. Als ich vor dem Spalt stand, hatte sich bereits eine mißfarbene dampfende Lache gebildet. Die Hand war verschwunden. Statt dessen erblickte ich das in Erinnerung gebliebene Gesicht mit dem weißen Gezottel der Haare und den schwarzen Knopfaugen. Sie starrten auf die Lache, dann auf mich. Nicht mehr die geringste Spur von Aufsässigkeit war in ihnen. Sie sahen aus wie zwei Lederknöpfe, die man eingekremt und zu polieren vergessen hatte. Ihr Ausdruck hatte nichts mit dem zu tun, was eben vor sich gegangen war. Unentwegt waren die Augen auf mich gerichtet: uninteressiert und verständnislos, überhaupt nicht so, als ob sie irgend etwas wahrnähmen, sondern so, daß ich dachte: nicht genug, daß sie noch lebt, nun ist sie auch noch blind geworden.
Lautlos schloß sich dann der Türspalt.
Ich habe mich bei den Schwestern erkundigt. Sie ist nicht blind geworden. Aber sie zieht die Vorhänge in ihrem Zimmer wieder zu, sobald sie aufgezogen worden sind, und verbringt die Stunden des Tages zusammengekauert in einem Sessel. Sie spricht mit niemandem mehr. An und für sich machte sie nicht viel Arbeit, sagten die Schwestern. Aber hin und wieder, im Laufe der Zeit immer seltener, überkomme sie der Drang, irgend etwas Ungewöhnliches zu tun. So wäre es zum Beispiel vorgekommen, daß sie sich die halbgeleerte Suppenterrine über den Kopf gestülpt habe. Eines Morgens habe man sie im Kleiderschrank gefunden, auch erledige sie ihre Verdauung manchmal mitten auf dem Teppich, ein Messer zum Essen könne man ihr nicht mehr geben, da sie eines Mittags einen großen Teil der Tapetenblumen säuberlich abgeschabt habe. Aber man wäre dergleichen in diesem Hause ja gewohnt. Teppiche und Blumentapeten sollte man in diesem Hause sowieso abschaffen, aber einige Verwandte legten nun einmal Wert darauf, um ihr Gewissen zu beschwichtigen, und

man zahle ja auch dafür. Und da die alte Dame im Gegensatz zu früher keinerlei offenen Widerstand mehr leiste, sei viel leichter mit ihr fertig zu werden.
»Bald wird sie nicht mehr ins Zimmer machen und die Tapete abschaben«, kicherte Schwester Almut. Nein, das wird sie wahrscheinlich bald nicht mehr tun, sie wird bald nur noch in ihrem Sessel kauern, ein Haufen mürber Knochen, von einer Pergamenthaut überzogen, und die Schwestern werden es noch leichter mit ihr haben.
»Arme Frau«, sagte Schwester Martha, als die anderen an ihre Arbeit gegangen waren. Sie blickte mit ihrem roten Gesicht ratlos vor sich hin, während eine große Fliege über ihre Stirn kroch. »Aber was soll man mit ihnen machen?«

Privatklinik T. Mai 1966

Was soll man mit ihnen machen? Was soll man mit mir machen? Aussetzen, totschlagen, Euthanasie? Man hat im Laufe der menschlichen Geschichte schon alles ausprobiert. Heute glaubt man, die barbarischen Sitten durch gewissenhafte Humanität überwunden zu haben. Man braucht sich nur einige Wochen in einem solchen Haus aufzuhalten, um daran zu zweifeln, daß eine Lösung gefunden wurde, daß es überhaupt eine Lösung gibt. Und dieses Haus ist ein komfortables Haus, eine Privatklinik. Es gibt keine Zwangsjacken, keine kalten Wasserbäder, keine überarbeiteten Schwestern, keine Verwahrlosung. Blumentapeten, Teppiche, geduldige Schwestern sind die kostspieligen Kulissen des Verfalls.
Wieder ziehen sie in Gruppen durch den Park, starren mit erloschenen Augen auf die Goldfische und die ersten Rosen, sitzen wie schwarze Statuen unter den Akazienbäumen, warten darauf, wieder in ihre Zimmer geführt zu werden. Warten vielleicht überhaupt nicht mehr, sondern sitzen nur da. Aber immerhin ist es möglich, daß sie sich nicht quälen. Und was kann man in diesem Leben mehr verlangen? Es kommt mir nicht so vor, als könne man mehr verlangen. Ich möchte eine von ihnen sein, nicht mehr denken, nicht mehr empfinden, erloschene Augen haben, die nichts wahrnehmen, ein versteinertes Gehirn, das nicht fähig ist, Zusammenhänge zu bilden, Ursachen aufzunehmen, Rechtfertigungen zu verlangen, nach Sinn zu suchen. Ich möchte mit ihnen durch den Park ziehen, unter den Akazienbäumen sitzen, Blüten auf meine Hände fallen lassen und nicht einmal mehr wissen, woher sie kommen.

Privatklinik T. Mai 1966

In den letzten beiden Jahren habe ich sehr oft über den Selbstmord nachgedacht. Es gibt kaum einen dümmeren Allgemeinplatz als den vom ›feigen Selbstmord‹. Er war zu feige, um weiterzuleben, sagt man und macht es sich damit bequem. Wer Selbstmord macht, ist nicht feige. Er ist verzweifelt, und zwar in jedem Fall so verzweifelt, daß der Selbsterhaltungstrieb ausgelöscht wird. Man sollte die Intensität der Verzweiflung nicht mit Feigheit und die Stärke des Selbsterhaltungstriebs nicht mit Tapferkeit verwechseln.

Privatklinik T. Mai 1966

Seitdem ich abends Eusedon bekomme, schlafe ich traumlos. Auch habe ich, wenn ich morgens wach werde, das sonderbare Gefühl, daß während meines Schlafes kaum Zeit vergangen ist. Es ist so, als ob ich nicht vor acht oder neun Stunden, sondern vor fünf Minuten eingeschlafen wäre. Die Nacht ist gleichermaßen ausgelöscht, überhaupt nicht existent gewesen.

Seit acht Tagen lese ich wieder, und zwar stundenlang. Ich lese alles, was mir unter die Augen kommt, am liebsten die dickleibigen Familienromane, die unten in der kleinen Bibliothek zu haben sind. In diesen Romanen, die sich meistens über Generationen hinstrecken, passiert immer sehr viel, Geburten, Hochzeiten, Sterbefälle und andere Höhe- und Tiefpunkte des menschlichen Daseins reihen sich aneinander wie bunte, aber nicht ganz echte Perlen aus der Auslage eines Warenhauses oder eines Juwelierladens in der hintersten Provinz. Sie sind trivial, farbenprächtig, abwechslungsreich und dennoch von einer beruhigenden Monotonie. Man klebt so schön an ihnen fest. Bücher für müde Hausfrauen und gelangweilte Rentner, die das entgangene Leben auf diese Weise nachholen wollen. Auch ›Das Beste aus Readers Digest‹ ist zu haben. Die Aufsätze und Geschichten rühren mich durch ihren treuherzigen Glauben, daß aus diesem Leben auf jeden Fall etwas zu machen sei, auch wenn man beide Beine verloren und Leberkrebs hat. Sie bringen mich zum Lachen, meistens aber leider dann, wenn sie ganz ernst gemeint sind.

Noch wirksamer, was die Heiterkeit angeht, ist die Betrachtung der neuen Modezeitschriften. Seit zwei Jahren habe ich so etwas nicht mehr in den Händen gehabt. Merkwürdige Geschöpfe mit dem Fluidum einer ewig anhaltenden Pubertät blicken unter silbernen Astronautenhelmen dem Kosmos ins Auge.

Dämonie für 250 Mark die Arbeitsstunde hüllt sich in rote und schwarze Stoffsäulen, die kurz vor dem Zerbrechen durch einen

Windstoß stehen. Langhalsiger Hochmut legt sich auf spindeldürre Staturen und sonst nichts fest. Zwischen frustrierten Dandy-Damen sind breit grinsende Gesichter unter karierten Schlägerkappen zu allem bereit. Atemverschlagende Botschaften tragen die posierenden Damen an einen heran: Einmal diesen Hauch von Chiffon tragen und dann den Martertod sterben.
Wie hältst du es aus, ohne dieses Kostüm von Patou zu leben?
In dieser schwarzen Creation *muß* man geliebt werden.
Für diesen Maxipull verkaufe ich meine Seele.
Bohrender Blick über durchsichtigen Pumphosen – Wie kannst du nur glauben, ohne ein solches Negligée deinen Mann zu betören? Arme Irre. Nur der Haremslook bringt es zuwege.
Drei Bikinimädchen rund um einen sonnengebräunten Herrn geschart. Ob ich es schaffe, ob ich ihn kriege? fragen ihre Gesichter hingebungsvoll und bange. Der Herr hingegen blickt übers Meer, wo nach Verspeisung der drei Leckerbissen die wahren Aufgaben seiner harren.

Privatklinik T. Mai 1966

Ich gehe nun auch abends in den großen Salon zum Fernsehen. Wenn die Reklamen laufen, sind fast alle Sessel von alten Damen besetzt, und dann habe ich den Eindruck, daß sie doch noch etwas von ihrem Leben haben. Ich glaube, man hat die psychotherapeutische Wirksamkeit der Reklamesendungen noch nicht genügend ergründet. Sie nicken mit den Köpfen, wenn glückliches Familienleben mittels Verwendung einer bestimmten Margarinesorte demonstriert wird. Den Dash-Mann inmitten der biederen Hausfrauen mit superweißen Bettlaken auf der Siedlungswiese begrüßen sie wie einen alten Bekannten. Die Sekundengeschichten voll protziger Lebensfreude beleben ihre verkalkten Geister. Die dickbackigen Kindergesichter, die in Wurstbrote beißen, wecken Erinnerungen, der Hund, der, mit Chappi vollgefressen, sich behaglich die Schnauze leckt, ist viel lebendiger als Harras draußen im Park, der in den Springbrunnen beißt. Wenn die Tagesschau kommt, ziehen sie langsam und enttäuscht ab. Das ist nichts für sie. Für mich eigentlich auch nicht. Aber ich zwinge mich dazu, sitzen zu bleiben, denn ich bin ja noch nicht in der Lage, die reale Welt einfach ignorieren zu können. Sie brauchen nicht zurück, aber ich muß zurück in die Welt der Präsidententreffen, der Kriegsandrohungen und der Rassenkrawalle.
Übermorgen muß ich nach Hause, dann wird sich herausstellen, ob ich Mittagessen kochen, Bettenbeziehen und die Stunden zwischendurch aushalten kann.

VIII

Juni 1966

Die Mittagessen, die ich koche, sind fade, aber Heinz lobt sie mit allen Redewendungen, die ihm bei derartigen Gelegenheiten so leicht von der Zunge gehen. Wenn ich nicht einkaufe, koche, Hemden wasche oder aufräume, lese ich. Ich lese alle Bücher noch einmal, die in unseren Regalen stehen. Manches lege ich auch wieder weg, weil es zu anspruchsvoll ist oder weil es zu einem Denken anregen will, das doch im Kreise geht. Ich erinnere mich widerwillig daran, daß es damals schon, ehe ich krank wurde, im Kreise ging. Nur hat es mir damals nichts ausgemacht, ich ging sehr gern im Kreis und sah das an wie ein Spiel. Jetzt lese ich Kriminalromane am liebsten. Sie fragen nicht nach dem Sinn des Lebens, sondern nur nach dem Mörder und warum er es getan hat. Besonders Kriminalromane, deren Schauplatz London ist, haben es mir angetan, weil ich fast jeden Stadtteil kenne: Earls Court, Chelsea, Woodford, Hampstead Heath, Richmond, Kensington, Stationen einer glücklichen Vergangenheit, in der es keine Depressionen gab. Ich betrachte mit einem Gefühl, das man für die Fotografie eines weitentfernten Geliebten aufbringt, das aufbewahrte Diagramm der Untergrundbahnlinien. Towerbridge im Morgengrauen, Petticoat Lane, knoblauchduftend an einem eiskalten Sonntagmorgen, South Kensington Station mit goldgelben Narzissen auf den Bahnsteigbeeten, Kew Gardens mit dem wütenden schwarzen Schwan und dem Rotkehlchen, das auf die Schulter geflogen kam, Camden Town, düster und rauchgeschwärzt, mit dem plüschgepolsterten Kino, das nach Urin stank, Soho Square mit den hölzernen dunkel gebeizten Bänken und den sperrigen Sträuchern voll Spatzen, Hampstead mit dem riesigen von Villen umstandenen Rasen, auf dem Schulkinder in blauen Uniformen englische Spiele spielten, Queens Gate mit den regenverwaschenen, weißgrauen viktorianischen Säulen vor jeder Tür, Mayfair mit den Frühlingsblumen vor den Fenstern der Haute Couture.

Wenn ich noch einmal reisen kann, dann möchte ich nach London reisen. Im oberen Stockwerk der roten Busse möchte ich sitzen, in den Untergrundbahnen nach Upminster, nach Edgeware, nach Cockforsters, nach Ealing Broadway. Nebel, so dick wie gelbe Erbsensuppe und so zart wie chinesische Seide möchte ich schlukken und von Rauch gebrochene Sonnenstrahlen möchte ich sehen und Frühlingsabende atmen, die nach dem Atlantik riechen. Wie damals möchte ich durch die Straßen von South Woodford laufen und Herbstäpfel essen, in Madame Tussauds Wachsfigurenkabinett auf kitschige Weise das Gruseln lernen, in Lyons Corner Häusern, wenn es sie noch gibt, starken süßen Tee trinken, Schillinge in stuckverzierte Gaskamine werfen und in Hampstead an den Teichen sitzen, in denen angeblich so viele Tote schwimmen.

Juli 1966

Heinz hatte es sehr schwer, mich zu dem Ausflug mit dem Schiff zu überreden. Ich habe immer noch etwas Angst, mir wird unterwegs so elend, daß ich mein Gesicht verstecken muß. Und auf einem Schiff ist so wenig Gelegenheit dazu, sein Gesicht zu verstecken. Aber es ist dann doch alles erstaunlich gut gegangen.

Lautlos zogen die Ufer über den weißen Rändern des Schiffes vorbei. Ein Sportklub aus Amerika hatte es sich auf den Stühlen bequem gemacht. Die Mädchen, braungebrannt, muskulös, hatten nichts von der schüchternen oder beflissenen Art, die deutsche Mädchen noch haben, wenn sie von jungen Männern umgeben sind. Sie zogen zwanglos ihre Beine unter ihre Hinterteile, während sie sich unterhielten, als käme es ihnen nicht im geringsten in den Sinn, in irgendeinem der großen, gutgewachsenen Männer ein ihnen überlegenes Exemplar der Spezies Mensch zu sehen.

Dann stiegen Max und Milli zu, ein Ehepaar um die Fünfzig, das sich an den Händen hielt und alle fünf Minuten ausrief: »Wie schön das hier ist! Nein, Max, das war eine gute Idee, die wir da gehabt haben. Schöner könnte es nirgendwo anders sein.« Max stand manchmal abrupt auf, lief herum wie ein dicker Hund, der lange eingesperrt war, kam wieder zu Milli zurück, streichelte ihren kleinen sommersprossigen Arm und fragte besorgt: »Sitzt du auch bequem? Ist dir die Sonne nicht zu warm?« Er schob ihr einen Stuhl unter die kleinen fetten Beine, und Milli seufzte glücklich. Bei allem offenkundigen Glück waren sie jedoch etwas hektisch, und Heinz meinte nachher, Max sei ein Nervenarzt auf Urlaub gewesen. Sie hatten aber beide sehr schwarze Fingernägel, was auf einen etwas weniger lukrativen und hygienischen Beruf schließen ließ.

Nach dem Mittagessen gingen wir auf das Hinterdeck, wo bequeme blaue und rote Liegesessel standen. Mit einer gewissen Gier, die wohl auf die lange Isolation in Krankenzimmern zurückzuführen ist, betrachtete ich auch hier die Menschen. In einem der anderen Sessel saß in Ringelpullover und kurzen Shorts ein bildschönes Mädchen, so glatt und rosig, so fest umrissen und gesund, als wäre sie gerade einer Coca Cola-Reklame oder einem amerikanischen College entsprungen. Das Mädchen war eifrig damit beschäftigt, Ansichtskarten zu schreiben. Plötzlich aber wurden ihre Kreise gestört. In das kindliche Gesicht trat ein Zug erwachsener Koketterie, sie riß ihr Kopftuch ab, so daß die langen, dunkel glänzenden Haare über ihre Schultern fielen, sprach mit ihrer Nachbarin, lehnte sich zurück und lachte aus vollem Halse. Die schrägen Sonnenstrahlen schienen direkt zwischen ihre weitgespannten Lippen und regelmäßigen Zähne in das Innere des Mundes mit dem rosigen Zäpfchen in der Mitte. Es sah aus wie eine Höhle aus Rosenquarz. Der elegante Herr mit grauem Haar, der ihr gegenüber, etwa vier Meter entfernt an der Reling stand, nahm die Haltung eines Jägers an, dem das Wild ins Schußfeld gekommen ist. Schon lange fasziniert, jetzt aber bewegungslos und erstarrt, blickte er hinüber. Er trug eine Sonnenbrille, die ihm von vorn eine beträchtliche Tarnung gewährte. Aber da ich seitlich von ihm saß, konnte ich sehen, wie er in das lachende Collegegirl-Gesicht starrte. Ab und zu flog sein Blick über Arme, Brust und Beine, kehrte aber wieder schnell zum Mund zurück. Er sah aus, als atmete er nicht mehr. Seine Frau saß mit dem Rücken zu uns. Aber sie wurde unruhig. Es gibt solche Frauen, die spüren, was hinter ihrem Rücken vor sich geht. Sie drehte sich um und erfaßte mit einem Blick die ganze Bescherung. Mit den Bewegungen eines an Kummer gewöhnten Menschen stand sie auf, ging zu ihrem Mann und führte ihn zu seinem Sessel, als wäre er blind.

August 1966

Ich habe angefangen, Schallplatten zu hören, wenn ich Kartoffeln schäle. Der Widerwille bleibt aus. Ich höre nur einfache Sachen, möglichst mit nur einem Instrument oder einer Stimme, die ich ohne große Mühe verfolgen kann.
Kehre ich zur ›freundlichen Gewohnheit des Daseins‹ zurück? – Diese Rückkehr gibt es nicht. Es gibt sie für keinen Menschen, der einmal vertrauensvoll glaubte, der menschlichen Verzweiflung seien gewisse Grenzen gesetzt, und an sich selbst die fürchterliche Belehrung erfuhr.
Worauf ich hoffen kann, ist eine Rückkehr in die Bereiche der Erträglichkeit.

August 1966

Gestern waren wir in D. Heinz hatte dienstlich dort zu tun. Ich war von den vielen Schaufenstern und Autos so verwirrt, daß ich in eine kleine alte Kirche flüchtete, in der es kühl war und nach Weihrauch roch. Über einem Seitenaltar stand eine Madonna mit einem dicken, zufrieden aussehenden Jesuskind. Sie hatte ein einfältiges Gesicht, das gut zu dem zufriedenen Kind paßte, und bei längerer Betrachtung beruhigte es mich. Ich saß da auf der harten Bank und dachte an die lange Reihe von Kirchen, die mir, bei aller Abneigung gegen Kruzifixe, Zuflucht gewesen waren und Schutz geboten hatten: vor Kälte und Wind der Großstadtstraßen, vor ihrem Lärm und ihren zu vielen Menschen, vor der Müdigkeit der Füße und der Augen, manchmal auch vor der Überreizung der Seele. Ich saß wie in einem Gehäuse aus Stein und Stille und wünschte sehr, daß es mehr als ein Gehäuse aus Stein und Stille wäre.

August 1966

Ich habe nicht gewußt, daß relativ wenig differenzierte Wesen wie Wellensittiche so verschieden voneinander sein können. Sogar der Gesichtsausdruck ist verschieden, wenn man hier von Gesicht überhaupt sprechen kann. Fritzchen ist ein nervöser Träumer mit weichem Blick und sanftem Gezwitscher und viel Unternehmungsgeist. Julchen ist weniger bange und ziemlich frech, es scheint mit bösem, hartem Blick über die Brut nachzudenken, deren Hervorbringung und Aufzucht ihm ein ungnädiges Schicksal verwehrt. Es scheint ständig zu sagen: »Laß das«, wenn Fritzchen seine abenteuerlichen Spiele treibt. Es knabbert die Möbel und Pflanzen an, als suche es mit blindem Trieb Bestandteile für den Nestbau zusammen, während Fritzchen freiheitstrunken graziöse Luftsprünge macht, wenn der Käfig offengemacht wurde. Man kann es Julchen nicht verdenken. Manche Menschenfrauen sind auch so. Sie sind ständig dabei, Nester zu bauen.

August 1966

Ich wage kaum, es mir einzugestehen: Zum ersten Mal seit über zwei Jahren bin ich morgens aufgewacht, ohne zu wünschen, ich wäre tot. So also leben die Menschen: ohne zu verzweifeln, wenn sie aufwachen. Ich konnte mir nicht mehr vorstellen, wie das ist. Vor Freude habe ich Bachs Konzert für zwei Violinen aufgelegt, noch im Nachthemd und ehe ich gefrühstückt hatte. Ich habe Heinz noch nichts davon gesagt, damit er sich nicht zu früh freut und nachher um so trauriger ist.

September 1966

Die Besserung hält seit vier Wochen an. Ich habe mich noch nicht daran gewöhnt. Es ist so unglaublich, so unfaßbar. Deshalb habe ich in dieser Zeit nichts mehr aufgeschrieben. Weil ich Angst hatte, sobald ich es festhielte, überkämen mich die alten Zustände wieder. Es ist doch meistens so: Wenn man mit dem Mund lauthals triumphiert, steht einem das Wasser schon wieder bis an die Knie.

Oktober 1966

Gestern war ich mit Frau Dahn in einer Ausstellung: Englische Malerei des 18. Jahrhunderts. Gainsboroughs aristokratische Damen in Seide und Spitze waren sicherlich sehr schön und von Constable gab es ein kleines Gemälde, ein Haus in Hampstead, an das ich mich mit plötzlich aufsteigendem Entzücken erinnern konnte. Aber während der ganzen Zeit, die wir zwischen den vielen Gemälden zubrachten, dachte ich: du bist jetzt hier in einem Museum, deine Füße stehen schräg unter einem Turner oder Gainsborough, mittelgroße Füße in schwarzen Schuhen, ganz normale Füße, zu denen ein normaler Kopf und ein normales Empfinden gehören, du betrachtest Bilder wie jeder andere Ausstellungsbesucher, du unterscheidest dich nicht mehr von ihnen. Du möchtest nicht mehr laut schreien wie früher, als du es nicht aushalten konntest, irgend etwas zu betrachten. Du wirst gleich mit Frau Dahn in ein Café gehen und Sahnetorte essen, ohne daß sie dir im Halse stecken bleibt. Du wirst nach Hause fahren, Abendbrot essen, ein Glas Wein trinken und eine Zigarette rauchen. Heinz wird da sein und wissen wollen, welche Bilder du gesehen hast.
Das ist so viel, daß ich es gar nicht begreife.

Oktober 1966

Dr. Hartmann schloß mich väterlich in seine Arme, als ich ihm in der Sprechstunde von meiner Besserung berichtete. Er hätte mir das ja immer gesagt, Depressionen dauerten manchmal zwei Jahre, wenn sie sehr hartnäckig seien. Es wäre ganz einfach darauf angekommen, mit Hilfe der Medikamente die Zeit zu überstehen. Und ich sähe schon ganz anders aus. Und nicht ganz so magere Frauen gefielen ihm viel besser. Übrigens hätte er da einen ähnlichen interessanten Fall gehabt, bei dem ... Er sprach noch etwa eine halbe Stunde über diesen ähnlichen interessanten Fall, bei dem der Dr. Hartmann eine äußerst erfolgreiche Rolle gespielt hatte. Er kam mir wieder vor wie ein dickes, vitales, liebenswertes Kind, das sich aufspielt, damit seine Fähigkeiten auch gebührend und von allen Seiten bewundert wurden. Aber dieses Kind hat mich zweimal beim Schopf gefaßt und aus dem zermalmenden Räderwerk der Verzweiflung gezogen. Er hätte es gar nicht nötig zu protzen.

Oktober 1966

Die Erinnerungen waren nicht tot, sie waren nur erstarrt und beginnen sich zu regen. Andrews Gesicht ist kein formloses Stück Teig mehr, sondern sein Gesicht, genauso wie es war. Alle Erinnerungen an ihn sind deutlicher als je zuvor. Sie sind ein leichter Schmerz um einen Verlust, kein Ballast, ein Schmerz wie ein Hauch, den man immer um sich haben möchte.

Oktober 1966

Erinnerungen: Zum Beispiel die Mauer um den Garten der halbzerbombten Villa am Flußufer. Als Andrew mir das schönste Blatt ihres Weinlaubs herunterholte, stand das Schild noch nicht da: ein roter Kreis um einen Totenkopf: ›Hier sind in jedem Jahr mehrere Menschen ertrunken.‹ Aber die Mauer sah heute nachmittag genauso aus wie vor sieben Jahren, als die Sonne hinter den roten Blättern stand, die über den Rand in die Luft ragten. Hoch im aufgerissenen entblößten Eingeweide des Hauses hing noch immer die Kachelwand, die einmal zu einem Badezimmer gehört hatte: seegrün leuchtend inmitten des schmutzig braunen Verfalls. Das Weinblatt, das Andrew mir gab wie ein Abschiedsgeschenk von lebenslanger Dauerhaftigkeit, glänzte wie gewichstes dunkelrotes Leder und fühlte sich auch so an. Aber wenige Wochen nach seiner Abreise lag es zwischen den Seiten eines Buches: staubtrocken, in winzige Stücke zerfallen, nur die drei starken, geraden Adern, die vom Ansatz zu den Spitzen verliefen, hielten noch zusammen.
Ich nahm mir heute wieder ein Blatt mit, um zu sehen, ob es in genau derselben Weise zerfällt. Ich bin wieder frei und neugierig genug, um das zu tun.

Oktober 1966

Natürlich war unsere Liebe eine Torheit.
Eine skrupellose Torheit, die sich gegen allgemeine moralische Bedenken kaum zu wehren brauchte, weil sie eine eigengesetzliche Moral hervorbrachte, und doch eine verzweifelte Torheit,

weil wir nicht vermochten, diejenigen auszulöschen, die wir liebten und denen wir verpflichtet waren, eine herrliche Torheit, weil sie zuweilen einen euphorischen Zustand erzeugte, den Menschen normalerweise nur unter Einfluß von Alkohol oder Rauschgiften zu erreichen vermögen.
Von allen Erlebnissen, die mit Andrew zu tun hatten, ist mir eines am deutlichsten geblieben. Ich ging an einem Winterabend vor nun neun Jahren in schneidendem Ostwind am Strom entlang, der Eisschollen wie große weiße Wasserrosen vorübertrug. Plötzlich wußte ich, daß ich bereit war, für einen einzigen Augenblick der Erfüllung meiner unterdrückten Leidenschaft mit nackten Füßen über die eisigen Wasserrosen zu gehen und dann in den schmutzigen Fluten zu versinken. Dabei war diese vorgestellte Erfüllung nicht einmal das, was man sich landläufig darunter vorstellt. Sie bestand aus einer Anlehnung an einen schlanken Körper in einem braunen Wintermantel, einer Berührung geschlossener Lippen. Die große Torheit hätte keinen törichteren, aber auch keinen schöneren Anfang nehmen können. Jeder Obersekundaner würde heute darüber lachen. Andrew gestand mir nach zwei Jahren, daß er ähnliche Gedanken gehabt hatte. Nur hatte er sich die Erfüllung etwas handgreiflicher vorgestellt.

November 1966

Am Sonntag morgen zwischen fünf und sieben Uhr ist Mutter Elfriede gestorben. Sie hatte noch am Abend vorher mit der Schwester erzählt und gelacht. Niemand dachte daran, daß sie bald sterben würde. Und nun ist sie doch sanft entschlafen, was sie ja eigentlich gar nicht wollte.
Heute morgen war die Beerdigung. Außer Heinz und mir waren Richard, Mutter, drei Schwestern der Toten, ihre frühere Pflegerin und einige entfernte Verwandte da. Es war sehr kalt. Wir hatten alle weißbläuliche Gesichter und versuchten, nicht gewohnheitsmäßig zu lächeln, als wir uns begrüßten. Die drei Tanten in schwarzen Persianermänteln waren kaum voneinander zu unterscheiden. Sie betrachteten einander durch ihre Tränen hindurch und sahen aus wie dicke schwarze Vögel auf dünnen schwarzen Beinen. »Sie hat so schöne Kränze«, schluchzten sie befriedigt. Aber dann starrten sie auf einen großen rosa-grünen Nelkenkranz mit einer Seidenschleife: ›Von deinem langjährigen Freund Otto Rahn.‹
Ich war sicher, daß niemand von uns jemanden kannte, der Otto Rahn hieß, und niemand kannte jemanden, der ein langjähriger

Freund von Mutter Elfriede gewesen wäre. Das Gesicht der Toten stand friedlich und enthoben und mit allem einverstanden über dem rosa Nelkenkranz, auf den sich die drei Schwestern, ihre Trauer ganz und gar vergessend, flüsternd gegenseitig aufmerksam machten.

Auch als der Sarg in der Kapelle stand, lag der rosa Nelkenkranz feierlich und freundlich zu seinen Füßen. Der Pastor war ein großer, etwas gebeugter Mann mit einer Traurigkeit in den Augen, die über die Anpassung an das traurige Ereignis weit hinausging. Er sagte: »Und Gott der Herr sprach: Meine Wege sind nicht eure Wege.« Hinter uns seufzte jemand auf. Ich blickte von dem schütteren Haar des Pastors auf den Sarg und stellte mir vor, wie Mutter Elfriede darin lag. Dann sah ich plötzlich, wie sich der hellbraune Vorhang hinter dem Sarg bewegte. Ein Spalt tat sich auf, in dem zwei Hände und darüber das Gesicht von Richard erschien. Sein Mund stand etwas offen und seine Augen blickten bestürzt auf die Trauergemeinde. Dann war der Vorhang wieder geschlossen. Er war, wie er nachher erklärte, draußen herumspaziert und hatte dann die falsche Tür geöffnet, die nur für das Hereintragen des Sarges bestimmt war. Mutter Elfriede hätte ihre kindliche Freude an dieser Episode mitten im schweren schwarzen Ernst ihres Begräbnisses gehabt. Sie hatte immer Sinn für solche Sachen.

Das Harmonium spielte dann ziemlich flott und gar nicht feierlich ›So nimm denn meine Hände.‹ Wir erhoben uns alle, und noch ehe der Sarg von sechs schwarzen Männern hochgehoben wurde, erschien der Vertreter des Bestattungsinstitutes und holte flink den rosa Nelkenkranz weg. Er gehörte zu einer anderen Beerdigung. Wir gingen hinter dem Sarg und hinter dem Pastor her. Unter seinem faltenreichen Talar kamen zwei ungeheuer große Schuhe hervor, die sich ungeputzt und voller Lehm dem offenen Grabe zu bewegten.

Ich empfand gar nichts Niederdrückendes wie sonst auf Beerdigungen. Es erschien mir tröstlich und zugleich etwas komisch, daß sie da alle, Reihe an Reihe, säuberlich in Kisten verpackt, in der Erde lagen. Die Knochen und das vermodernde Fleisch unten, gut verdeckt, und oben die Namen auf mehr oder minder pompösen Marmortafeln mit Tannengrün und Spätastern davor. Mutter Elfriedes Lieblingsspruch, mit dem sie ein bestechendes Äußeres über einem verdorbenen Charakter oder auch ein Sonntagskleid über einem schmutzigen Unterrock treffend bezeichnete, fiel mir ein: ›Oben hui, unten pfui.‹ Man sollte so etwas auf einem

Friedhof nicht denken, vor allem nicht während einer Beerdigung. Aber ich fühlte mich ganz wohl mit diesem Gedanken und hätte ihn nicht gegen mein früheres pietätvolles Entsetzen angesichts der Vergänglichkeit eintauschen mögen.

Oktober 1966 nachts

Daß es das gibt – nachts im Bett liegen und lesen, aber nicht nur lesen, einfach wach liegen und atmen, atmen ohne den Würgegriff der Angst um Brust und Hals, kühle Luft atmen, einfach atmen.
Einen Apfel essen ohne das widerliche Gewürz des Überdrusses, dabei an rauchige Herbstnachmittage denken.
Das Zifferblatt der Uhr – ein freundliches rundes Gesicht, das Zeit verschenkt und auch den Schlaf anbietet wie ein Geschenk, nicht wie eine Entscheidung über sieben Stunden Auslöschung oder Qual.
Blauer Teppich, gelbe Lampe, weiße Bücherregale – sie sind neu, und ich muß sie lange betrachten, obwohl ich sie seit Jahren um mich habe.
Die Stille der Nacht ist durchsichtig, greifbar, ich kann sie wie kühles Glas über meine Augen legen. Auch sie bietet mir den Schlaf an wie ein Geschenk, das ich annehmen kann oder auch nicht, ganz wie ich es möchte.
Ich nehme es noch nicht an. Vielleicht in zwei oder auch in drei Stunden. Vielleicht werde ich bis zur Morgendämmerung wach bleiben und zum ersten Mal gelassen zusehen, wie sich die Vorhänge mit grauem Licht umsäumen.

November 1966

Heute morgen schellte es beharrlich und sehr energisch, so wie sonst nur der Geldbriefträger, der Stromableser oder sonst jemand schellt, der eine amtliche Funktion auszuüben gedenkt. Vor der Tür stand ein klein gewachsener Mann mit einer prallgefüllten Aktentasche und öffnete den Mund zu einem imponierenden Redeschwall. Er käme von der Vereinigung der Kriegsversehrten, sagte er, zog blitzschnell einen Ausweis hervor und erklärte, unter welchen Bedingungen und zu welchem Zweck Kriegsversehrte die von ihm mitgebrachte Seife herstellen und wie segensreich es sei, wenn ich ihm einen Karton davon zu fünf Mark abkaufen würde. Hätte ich seine verkrüppelte Hand nicht gesehen, als er den Ausweis zog, wäre es mir sehr schwergefallen, beim Anhören seines Redeschwalls das Lachen zu unterdrücken. Er litt nämlich an einer Art des Stotterns, die man aus gewissen albernen Theater-

und Kinostücken kennt. Zwei, drei Sätze sprach er mit eleganter Eloquenz, dann blieb er hängen wie eine angekratzte Schallplatte. Es wirkte, gerade durch den Kontrast, unglaublich komisch, und ich fühlte mich fast verpflichtet zu lachen, ihm auf die Schulter zu klopfen und zu sagen: »Das machen Sie aber wirklich prima. Wie lange haben Sie gebraucht, um das fertigzukriegen?« Die verkrüppelte Hand hielt mich davon ab, ich kaufte einen Karton Japols Kamillenseife und versicherte freudig, ich werde einen neuen Karton kaufen, wenn er in einem halben Jahr wiederkäme. Er kündigte diesen in Aussicht stehenden Besuch nämlich so an, als handelte es sich um ein überaus freudiges Ereignis.

Wie hätte ich vor einem Jahr, noch vor wenigen Monaten auf diesen Mann reagiert? Ich hätte ihn sprachlos angestarrt, vielleicht hastig die Tür zwischen ihm und mir zugemacht und dann voller Entsetzen darüber nachgedacht, warum es so etwas in dieser Welt gibt: einen stotternden verkrüppelten Mann, der sich von Tür zu Tür schleppt, um Seife zu verkaufen, die eigentlich niemand haben will, und das alles, weil er im Krieg verletzt wurde und nicht anders leben kann. Ich hätte nicht empfunden, daß er komisch war, ich hätte empfunden, daß er tragisch war. Ich hätte nicht bemerkt, daß er eigentlich sehr gesund und selbstbewußt aussah, auch nicht, daß er seine Tätigkeit mit einer subtilen Lust am Verkaufen ausübte, die sogar seinen Sprachfehler wie eine letzte Raffinesse mit einbeschloß.

Dezember 1966

Heute nacht habe ich noch einmal die in den letzten drei Jahren beschriebenen Hefte und Bücher durchgelesen.

Es ist merkwürdig, ich habe so geschrieben, als spräche ich vor einer anonymen Instanz, als hätte ich es nötig gehabt – nicht mich zu rechtfertigen, aber mein Leben vor ihr auszubreiten, mein gelebtes Leben und das, was ich gerade durchlitt. Als hätte damit etwas erreicht werden können, als hätte sich damit etwas ändern können an dem grausamen Geschehen, das in mir ablief. Nur durch das Aussprechen, das Niederschreiben, dadurch daß es in Worte gebracht wurde. Wahrscheinlich ist das der geheimnisvolle Impuls hinter allen Tagebüchern, die sich nicht mit angenehmen Ereignissen befassen. Nur war es eigentlich mehr als ein Impuls, es war ein Zwang.

Ich bin erschrocken, wie verworren allein der äußere Weg bis hierher war. Er zeigt, wie hilflos man nicht nur selber ist, sondern auch die, die mitbetroffen sind, weil sie einen lieben. Hilflos wie

Tiere in einer Falle, blindlings die Wände nach einer Öffnung abtastend, von überstürzten Hoffnungen getrieben, von Entmutigungen gelähmt, mal hier-, mal dorthin laufend und im Grunde doch niemandem trauend.
Und der innere Verlauf? – Die Hölle mitten in einer Welt des Wohlstandes, der Liebe und Fürsorge. Wie wenig hatte sie mit dem zu tun, was ich früher einmal unter Depressionen verstand und was vielleicht noch viele Menschen darunter verstehen. Damals stellte ich mir graue nebelige Landschaften darunter vor, in denen man weinte und sich sehr verlassen fühlte, vage Zustände der Schwermut, wie sie in Gedichten geschildert sind. Verhangene Monde, Trauerweiden, lange Novembernächte als Kulissen. Oder man hatte einfach keine Lust mehr zu leben, legte sich in eine Ecke und überließ sich taten- und gedankenlos einer dunklen Strömung, aus der man irgendwann wieder auftauchen würde. Man brauchte niemanden damit zu behelligen, man mußte nur warten, bis es vorüber war. Vielleicht hatte man auch Augenblicke der Verzweiflung, in denen man wieder beten lernen würde oder sich eben das Leben nahm.
Jetzt weiß ich, wie lächerlich harmlos diese Vorstellungen waren. Die Kulissen einer Depression sind nicht lyrisch. Es sind die Kulissen des alltäglichen Lebens, das langsam seine ästhetische, menschliche und vitale Substanz verliert. Wollte man sie mit irgend etwas vergleichen, dann mit einer Wüste aus Häusern, Zimmern, Landschaften, Menschen. Trocken, entblößt, ausgedörrt, zusammengeschrumpft auf ihre nackte, materielle Tatsächlichkeit, die der eigenen Qual antwortlos oder drohend gegenübersteht. In dieser Wüste gibt es kein Sichabfinden und Sichhinlegen zum Sterben. Auch in einer wirklichen Wüste legt man sich nicht einfach hin und schließt die Augen und läßt den Sand über sich wehen, bis man von ihm begraben ist. Man schleppt sich hin, schreit vielleicht ab und zu, wenn man noch Kraft hat, steht wieder auf, läuft im Kreis. Die glühende Sonne hat einen in der Zange. Apathie wäre schon Erlösung. Aber die gibt es erst ganz zuletzt mit dem Tod.
Das Schlimmste ist vielleicht, daß bei aller seelischen Verarmung und Verzerrung der Verstand klar bleibt und die Vorgänge sondiert, ohne sie mildern, zurechtbiegen oder aufheben zu können. Er akzeptiert die Definitionen, mit denen die Ärzte versuchen, das in den Griff zu bekommen, was sich der Vorstellbarkeit und dem Nachempfinden entzieht: Antriebsschwäche, Nervenzusammenbruch, nervöser Erschöpfungszustand, Psychose, Depres-

sion. Er orientiert sich an Begriffen, die vom ›schicksalhaften Verhängnis‹ bis zum zufälligen ›Defekt im biochemischen Haushalt‹ reichen, und weiß genau, daß es sich um zwei Anschauungsweisen für ein und dieselbe Sache handelt. Er ist imstande, die möglichen Konsequenzen zu überdenken: Selbstmord oder Heilanstalt. Er registriert die Reaktionen der Umwelt, stellt die Zeichen der Entfremdung, der Ungeduld, der Verständnislosigkeit fest und erkennt ihre Berechtigung an. Stundenweise geht er in chaotischer Finsternis unter, aber er taucht immer wieder auf: ein ungerührtes, kaltes Auge, das einen Vernichtungsprozeß beobachtet.
Ich habe nicht gewußt, daß eine solche Hölle möglich ist, ich habe aber auch nicht für möglich gehalten, daß man aus einer solchen Hölle wieder herauskommen kann.

Dezember 1966

Dr. Hartmann liegt mit einem Herzinfarkt im Krankenhaus. Ein aufrichtiges Gefühl des Mitleids steigt in mir hoch. Es wird schrecklich für ihn sein, wenn er nicht imstande ist, den behandelnden Ärzten klarzumachen, wie er, der Dr. Hartmann, mit einem Herzinfarkt fertig würde.

Januar 1967

Es ist alles wie sonst: Es ist Krieg, diesmal in Vietnam, Menschen sterben an Krebs, Bergleute werden lebendigen Leibes verschüttet, Städte von Erdbeben verwüstet.
Ich bin wieder normal, das heißt unempfindlich geworden. Zwar staune ich noch immer darüber, daß wir nicht verzweifeln. Aber das besagt nicht viel, es ist ein theoretisches Staunen. Ich esse wieder mein Filetsteak, auch wenn ich drei Stunden vorher gelesen habe, wie Menschen sterben und gefoltert werden. Es scheint, ich gehöre tatsächlich wieder zu den Normalen, zu denen, die sich abfinden, die sich arrangieren, zu denen, die aus ihren Erfahrungen das Fazit ziehen: ›So ist nun mal das Leben.‹ Ich werde mir eine neue Arbeit suchen, ich werde eine bessere Ehefrau sein, ich werde durchschnittlich zufrieden leben. Aber ich fürchte, eines Tages werde ich wieder glauben, ich müßte nach einem anderen Fazit suchen.